ARTHUR TRICART
Docteur en Médecine - Docteur en Pharmacie
Pharmacien de 1re Classe
Ancien Préparateur de Matière médicale et d'Hydrologie
Chef des travaux pratiques de Médecine légale
à l'Université.

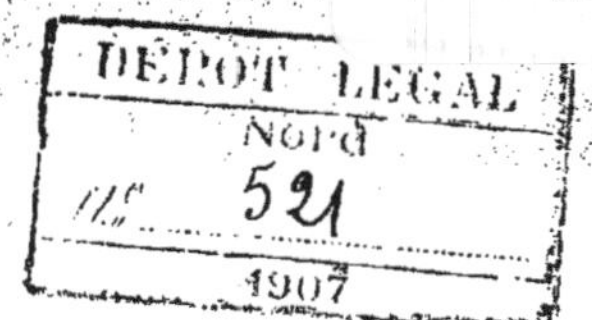

EFFETS DE L'INGESTION

DU

Suc gastrique de Porc

SUR LA

SÉCRÉTION & LE FONCTIONNEMENT DE L'ESTOMAC

au cours de certaines gastropathies

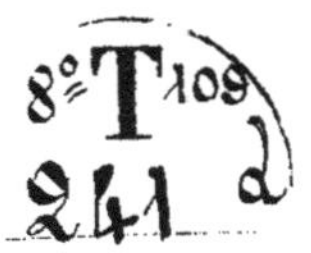

LILLE
E. DUFRÉNOY, ÉDITEUR
8, rue Jean-Bart, 8
—
1907

ARTHUR TRICART
Docteur en Médecine - Docteur en Pharmacie
Pharmacien de 1re Classe
Ancien Préparateur de Matière médicale et d'Hydrologie
Chef des travaux pratiques de Médecine légale
à l'Université.

EFFETS DE L'INGESTION DU Suc gastrique de Porc SUR LA SÉCRÉTION & LE FONCTIONNEMENT DE L'ESTOMAC au cours de certaines gastropathies

LILLE
E. DUFRÉNOY, ÉDITEUR
8, rue Jean-Bart, 8
—
1907

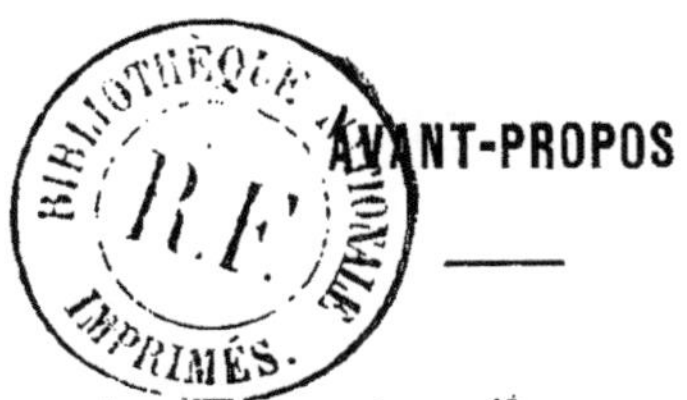

AVANT-PROPOS

Le sujet de ce travail nous a été inspiré par M. le Professeur Surmont qui a bien voulu mettre à notre disposition les nombreuses ressources de sa pratique personnelle et celles de son laboratoire de pathologie expérimentale, pour nous fournir les matériaux inédits nécessaires à cette thése inaugurale.

Ce n'est certes pas à l'élève que revient le soin de faire l'éloge d'un tel Maître, ni de rappeler ses qualités de clinicien et de savant. Aussi M. Surmont nous permettra de lui exprimer seulement notre grande reconnaissance pour l'accueil bienveillant qu'il nous a ménagé et la grande affabilité qu'il nous a témoignée comme à tous ceux qui ont eu l'honneur de travailler quelque temps sous son éminente direction.

Il nous est aussi agréable de remercier tous ceux de nos Maîtres de la Faculté qui se sont chargés de notre éducation médicale et qui, soit au lit du malade, soit sur les bancs de l'École, nous ont fait profiter de leurs connaissances.

M. le Professeur Combemale nous a initié à la science si difficile de la clinique médicale. Nous avons suivi avec le plus grand intérêt sa visite journalière à l'Hôpital de la Charité. Nous le remercions de la sollicitude dont il a toujours fait preuve à notre égard.

Que M. le Professeur Carlier veuille bien agréer l'expression de notre très grande reconnaissance et de notre respectueux attachement pour les nombreux témoignages d'estime et de sympathie qu'il nous a donnés.

Merci à notre ami M. le Professeur-Agrégé Patoir d'avoir bien voulu être pour nous un maître si dévoué, aussi intéressé à notre avenir, goûtant nos joies et, disons-le, les provoquant. Il a bien voulu nous appeler auprès de lui au laboratoire de Médecine légale, et là, à son contact, nous avons pu apprécier toute sa bonté, son amabilité et sa science.

Toute notre reconnaissance lui est acquise, il le sait.

M. le Professeur-Agrégé G. Gérard peut être assuré que, pour lui, notre affectueuse reconnaissance est proportionnée à la bienveillante sollicitude qu'il n'a cessé de nous témoigner et à la grande part qu'il a prise à nous enseigner l'anatomie.

Nous exprimons enfin toute notre gratitude à tous ceux qui, à différents titres, se sont intéressés à nous.

Nous remercions notre ami M. le Professeur-agrégé Breton pour les conseils qu'il nous a toujours donnés, soit à l'Hôpital, soit à l'Institut Pasteur.

L'aide de notre ami le Docteur Dehon nous a été précieuse pour mener à bien le présent travail; nous le remercions de nous avoir procuré des documents scientifiques que nous n'aurions trouvé nulle part ailleurs aussi complets et aussi précis.

Avant de quitter la Faculté, nous ne manquerons pas d'adresser un souvenir ému à tous les camarades avec qui nous avons eu les rapports les plus cordiaux. Parmi ces camarades, nous avons trouvé dans le Docteur Léon Petit un ami sincère, avec lequel nous avons parcouru toutes les étapes de nos études médicales. Toujours ensemble pendant les heures de travail, nous nous retrouvions pendant les heures de repos. Aujourd'hui, à notre grand regret, les nécessités de la vie vont peut-être nous séparer, mais ni le temps ni la distance ne pourront émousser l'amitié que nous avons pour lui. Puisse l'avenir nous réunir souvent !

INTRODUCTION

Mode d'obtention du suc gastrique de porc

L'opothérapie gastrique était encore inconnue lorsque le Dr Frémont (de Vichy), frappé de l'inutilité de l'ingestion des ferments extraits des sécrétions digestives dans la cure des dyspepsies, entreprit d'essayer dans certaines gastropathies le suc gastrique naturel total du chien.

Voici comment Frémont se procure le suc gastrique. Après une large incision de la paroi abdominale, il abouche l'extrémité inférieure de l'œsophage au duodénum. Il isole ainsi l'estomac, dont il obture les deux orifices, et suture la paroi à la peau. Il pratique alors une ouverture par où s'échappe du suc gastrique surnommé par lui *gastérine*. Dans cette opération les nerfs secrétoires de l'estomac sont respectés. Le liquide obtenu ainsi est incolore, renferme de l'acide chlorhydrique libre ; il contient de la pepsine et du lab ferment, mais l'utilisation de ce suc présenterait quelques inconvénients, particulièrement en raison de l'acidité élevée.

Hepp s'étant rendu compte que, par ses propriétés, le suc gastrique du porc se rapproche de celui de l'homme davantage que celui du chien, et que le goût et l'odeur de ce suc peuvent facilement le faire accepter des malades, s'adressa à l'espèce porcine pour récolter le suc gastrique destiné à des essais opothérapiques.

Hepp commença par cloisonner l'estomac de l'animal, au moyen d'une incision de la face antérieure, respectant les courbures et la face postérieure.

Au travers de cette incision, il sectionna circulairement la muqueuse seule pour en adosser, respectivement, l'une à l'autre les tranches supérieures et inférieures, de façon à obtenir deux estomacs : l'un, supérieur, en continuité avec le tube digestif; l'autre, inférieur, qu'il fistulisa à la paroi abdominale sans léser aucunement les vaisseaux et les nerfs de l'organe ; mais les deux poches gastriques, simplement séparées par une cloison bi-muqueuse, communiquaient au bout de quelques jours par effondrement de cette cloison.

En présence de cet insuccès, Hepp reprit, chez le porc, l'opération réalisée chez le chien par Pawlov, en vue d'isoler le petit estomac destiné à la récolte du suc psychique. Le résultat fut presque négatif.

L'opération de Frémont n'est guère possible chez le porc ; car, chez ce dernier animal, le cholédoque débouche immédiatement en aval du pylore; pour isoler entièrement l'estomac, il faut donc sectionner ce dernier en avant du pylore, en laissant le pylore adhérent à l'intestin. Outre les difficultés matérielles que présente une telle opération, elle offre de grands inconvénients : l'animal en souffre beau coup dans sa croissance et sa vitalité ; de plus, la poche gastrique, complètement isolée, secrète d'une façon presque continue et devient le siège de fermentations et d'une production considérable de sarcines qui altèrent le suc gastrique.

Après différents essais plus ou moins infructueux, Hepp s'est arrêté à la technique suivante :

Il sectionne l'œsophage au-dessus du cardia et l'implante sur le duodénum, de manière à exclure l'estomac du trajet digestif.

Le cardia est suturé à la peau, ce qui constitue une bouche continente qui permet la récolte aisée du suc gastrique (1).

Le pylore restant intact, le suc gastrique non recueilli par la fistule cutanée passe dans l'intestin, ou il est utilisé par l'animal.

La récolte s'effectue ainsi : l'animal est sondé par sa fistule gastrique, quarante minutes après le repas. L'expérience a prouvé à Hepp que la sécrétion du suc gastrique commence dix minutes après

(1) Communication inédite du Dr Hepp.

le début du repas, s'accroît jusqu'à la quarantième minute et que, une heure après, le contenu stomacal commence à se déverser dans l'intestin.

En suivant ce mode opératoire, qui est une sorte de procédé mixte de Frémont-Pavlow, l'animal survit pendant des mois et augmente régulièrement de poids.

Le suc gastrique obtenu par Hepp est un liquide légèrement trouble, qu'il est nécessaire de filtrer pour le clarifier et le débarrasser de sa flore microbienne. Cette filtration se fait à la bougie sous une très légère pression d'acide carbonique.

Le produit obtenu après filtration est un liquide limpide, légèrement ambré et complètement imputrescible dans des flacons stérilisés. A la longue, la lumière lui donne une teinte un peu plus foncée. (1)

Quelquefois, malgré la filtration du suc gastrique, il se développe dans ce dernier une espèce particulière de levures qui, selon Hepp, trouble la dyspeptine sans lui enlever ses propriétés thérapeutiques.

Hepp a industrialisé son produit sous le nom de *dyspeptine*.

Voici, d'après le docteur Ludwig Carl Mayer,

---

(1) Cette teinte est due à de petites quantités de pigments biliaires, lesquels proviennent du reflux d'une certaine quantité de bile qui s'effectue parfois dans l'estomac. La réaction de Salkowski caractéristiques des pigments biliaires plusieurs fois recherchés au laboratoire de M. le Pr Surmont s'est montrée positive à différentes reprises

la composition de la dyspeptine rapportée au litre :

Densité à 15 degrès. . . .	10.08
Acidité (évaluée en HGI) . .	2.25
Extrait sec à 100 degrès . .	22.60
Cendres.	4.67
Chlore combiné aux mat. org.	2.29
Chlore combiné aux bases. .	1.87
Acide phosphorique. . . .	0.28
Acide sulfurique.	0.03
Potasse	1.57
Soude.	0.93
Magnésie.	0.06
Chaux	0.20
Fer (en Fe^2O^3)	0.02

J'ajouterai, en outre, que les analyses de ce suc gastrique de porc, répétées plusieurs fois au laboratoire de pathologie expérimentale de M. le Professeur Surmont, ont montré qu'il ne contient pas d'acide chlorhydrique libre et que son pouvoir peptique reste très faible, même après acidification par l'acide chlorhydrique.

MODE D'ACTION DU SUC GASTRIQUE DE PORC [1]

La première hypothèse qui se présente à l'esprit, lorsqu'on envisage les modes d'action possibles du suc gastrique de porc ingéré est celle d'une action digestive propre.

Or, des digestions artificielles faites avec ce suc gastrique donnent un résultat presque nul.

On a émis aussi l'hypothèse d'une action réflexe due à la légère acidité du suc gastrique, lequel exciterait chimiquement la muqueuse gastrique.

Cette action, si elle existe, ne joue qu'un rôle secondaire, ainsi que le montrent les faits expérimentaux de Frouin et du physiologiste anglais Edkins, dont nous allons rappeler les travaux :

Frouin (*Bulletin de la Société de Biologie* du 2 juin 1906) dit :

« En mesurant comparativement la sécrétion fournie par des animaux à fistules partielles de Heidenhain et par des animaux dont on a séquestré la totalité

(1) Le suc gastrique de porc dont il s'agit ici est celui qui est mis en vente sous le non de Dyspeptine Hepp.

de l'estomac, on observe, sous l'influence du même régime, des différences très nettes. La sécrétion est proportionnellement moins abondante chez les animaux dont on a séquestré totalement l'estomac que chez ceux dont on a isolé seulement une partie de l'organe, d'après la méthode de Heidenhain — ou d'après la modification que Pavlow a apportée à l'opération. On peut donc se demander laquelle des deux quantités correspond à la sécrétion normale.

« En séquestrant complètement l'estomac, on peut conserver tous les filets nerveux, tandis que, dans l'opération de Heidenhain, on coupe tous les nerfs, excepté ceux qui accompagnent les vaisseaux ; on pourrait donc admettre que la sécrétion de la partie stomacale isolée par le procédé de Heidenhain représente une sécrétion anormale. Mais, comme la quantité et la qualité du suc sécrété ne subissent aucune variation appréciable quand on applique, au procédé de Heidenhain la modification de Pavlow, qui permet de conserver intacte l'innervation de cette portion isolée, on est amené a considérer cette sécrétion comme normale.

» La diminution de la secrétion de l'estomac séquestré n'est pas due à une stagnation du suc dans l'estomac séquestré, car, en laissant couler le suc gastrique au dehors, au fur et à mesure de sa production, on observe encore les mêmes différences dans les deux cas.

» Chez les animaux dont on a complèment séquestré l'estomac, le suc gastrique est déversé en totalité au dehors ; chez les animaux opérés par le procédé de Heidenhain, une partie seulement de la sécrétion est perdue pour l'animal : le reste passe dans l'intestin ; là, elle peut être utilisée, résorbée. On doit donc se demander si ce n'est pas à la perte totale et continue du suc gastrique qu'est due la diminution de la sécrétion stomacale chez les animaux à estomac séquestré, et si l'absorption ne provoquerait pas une augmentation de la sécrétion.

» L'injection sous-cutanée de 40 centimètres cubes de suc gastrique préalablement alcalinisé, ou dont on a saturé partiellement l'acidité de façon à la ramener à 0 gr. 10 °/₀ chez un animal dont la sécrétion moyenne était de 300 centimètres cubes, provoque une diminution *immédiate* de la sécrétion, qui descend à 160 centimètres cubes ; cette diminution s'accentue encore dans les quarante-huit heures qui suivent l'injection : la sécrétion n'est plus que de 120 centimétres cubes. Le suc sécrété est moins acide ; son pouvoir digestif est diminué. Il renferme une grande quantité de mucus et de cellules épithéliales plus ou moins modifiées.

» *Les jours suivants*, la sécrétion revient à son taux normal ; elle est même augmentée pendant plusieurs jours.

» L'injection d'une plus grande quantité de suc, 100 centimètres cubes par exemple, partiellement ou totalement neutralisé chez un animal dont la sécrétion moyenne était de 300 centimètres cubes avec une acidité de 3 gr. 06 par litre, a provoqué la sécrétion de 560 centimètres cubes de suc.

» Une nouvelle injection de la même quantité de suc, cinq ou six jours après la première, a fait sécréter 600 centimètres cubes de suc fortement coloré et contenant une grande quantité de sang. Cette deuxième injection provoque une hémorragie que l'on ne peut pas arrêter, et, bien que l'animal ait conservé tout son appétit et toute sa gaieté, il succombe en douze à quinze jours, à cette hémorragie persistante, qui résulte d'un état congestif de la muqueuse; à l'autopsie, on constate une ulcération généralisée.

» L'injection d'une même quantité de suc gastrique n'a produit aucun trouble chez un animal auquel on avait enlevé complètement l'estomac.

» On pourrait donc conclure de ces faits qu'il existe dans le suc gastrique des substances qui, par injection sous-cutanée, provoquent une augmentation de la sécrétion gastrique.

» Mais il y avait lieu de se demander si, dans les conditions physiologiques, ces substances peuvent se résorber au niveau du tube intestinal et exercer leur action excito-sécrétoire.

» Chez un animal à estomac séquestré, soumis à un régime fixe de 250 grammes de riz, 600 grammes de viande et 5 grammes de NaCl, dont la sécrétion était en moyenne de 367 centimètres cubes par vingt-quatre heures, avec une acidité de 2 gr. 5 par litre, en remplaçant le NaCl de l'alimentation par 750 centimètres cubes de suc gastrique qui renferment 5 grammes de chlore total calculé en NaCl, j'ai obtenu 520 centimètres cubes de suc ayant une acidité de 3 gr. 43 par litre, soit une augmentation de 153 centimètres cubes.

» En remplaçant 1 gr. 90 du NaCl de l'alimentation par 200 centimètres cubes de suc gastrique renfermant 1 gr. 90 de chlore total calculé en NaCl, j'ai obtenu en moyenne une augmentation de 65 centimètres cubes par vingt-quatre heures. »

D'un autre côté Edkins (1) a fait une série d'expériences pour déterminer si un mécanisme chimique ne pouvait pas expliquer la sécrétion du suc gastrique exaltée par l'introduction de certaines substances dans l'estomac.

Les expériences d'Edkins ont été faites de la façon suivante :

L'animal, chien ou chat, ayant eté endormi, la cavité abdominale a été ouverte et une ligature a été posée autour de l'extrémité inférieure de l'œsophage, de façon à clore l'orifice cardiaque et à écraser effectivement les deux nerfs vagues. Un tube de verre a été alors introduit par une ouverture dans la partie pylorique de l'estomac et fixé dans cette position par une ligature fortement serrée sur la pylore.

Le tube de verre était relié, au moyen d'un tube en caoutchouc, à un réservoir contenant une

(1) *Journal of physiology*, 1906, volume XXXIV, page 133.

solution salée physiologique ramenée à la température du corps. Au moyen de ce réservoir, une certaine quantité de liquide a été introduite dans l'estomac et gardée à une pression constante. La quantité de liquide introduite variait de 30 à 50 centimètres cubes.

Edkins et Von Mering *ont prétendu* démontrer qu'aucune absorption d'eau ou de liquide physiologique ne se fait au niveau de l'estomac. Il est par conséquent possible de recouvrer la totalité du liquide une heure après qu'il a été introduit en abaissant simplement le réservoir au-dessous du niveau du corps de l'animal.

Si une sécrétion de suc gastrique s'est produite dans la cavité stomacale, le liquide sera augmenté en quantité et contiendra de l'acide chlorhydrique et de la pepsine.

Dans une série d'observations de contrôle, Edkins a montré que la simple introduction de ce liquide salé dans l'estomac ne causait aucune sécrétion de suc gastrique.

Le liquide, enlevé au bout d'une heure, avait le même volume et la même réaction neutre que le liquide injecté. Edkins a étudié l'influence de l'injection de certaines substances dans le torrent circulatoire.

L'injection de peptone, de bouillon, de dextrine, dans la circulation, ne produit pas de sécrétion de suc gastrique.

Si cependant, dans le cours de l'heure pendant

laquelle on a laissé le liquide séjourner dans l'estomac, on injecte dans la jugulaire une décoction préparée en faisant bouillir de la muqueuse pylorique avec de l'acide, ou avec de l'eau, ou avec de la peptone, on trouve que le liquide, retiré au bout d'une heure, a une réaction acide et possède un pouvoir protéolytique.

L'injection de ces substances avait donc provoqué la sécrétion d'une certaine quantité de suc gastrique contenant à la fois de l'acide chlorhydrique et de la pepsine.

Afin de produire cet effet positif, il était nécessaire d'employer un extrait fait par infusion de muqueuse pylorique avec quelques-unes des substances qui étaient primitivement restées sans effet (bouillon, peptone, dextrine). Si on employait la muqueuse fundique, on n'avait pas de sécrétion.

Edkins conclut donc que la sécrétion seconde du suc gastrique est déterminée, non pas comme Pavlow l'imaginait : par une stimulation locale de l'appareil nerveux réflexe; mais par un mécanisme chimique.

D'après lui, les premiers produits de la digestion agissent sur la muqueuse pyloriqueet produisent dans cette membrane une substance qui est absorbée dans le torrent circulatoire et transportée à toutes les glandes de l'estomac où elle agit comme excitant spécifique de leur activité secrétoire.

Cette substance, Edkins l'appelle *secrétine gastrique* ou *hormone*.

On verra, d'après les résultats cliniques et expérimentaux observés par MM. Surmont et Dehon, résultats exposés dans nos observations, qu'en dehors de l'action excito-sécrétoire exercée au niveau de l'estomac, l'ingestion de suc gastrique détermine *vraisemblablement* une action analogue sur les sécrétions intestinales. Cette seconde hypothèse demande à être vérifiée par l'expérimentation. Des expériences snr ce point sont actuellement en cours au laboratoire de Pathologie expérimentale de M. le Professeur Surmont.

La sécrétion gastrique normale est donc due à l'action de deux facteurs : le premier, le plus important, est la sécrétion psychique déterminée par l'intermédiaire du pneumogastrique, sous l'influence de la stimulation de la muqueuse buccale ou par l'éveil de l'appétit dans la sphère du cerveau.

Le deuxième facteur qui fournit la sécrétion continue (sécrétion seconde ou chimique) du suc gastrique, longtemps après que les effets psychiques ont disparu, est *chimique* et dépend de la production, dans la muqueuse pylorique, d'une substance spécifique, l'*hormone* d'Edkins, qui agit comme agent chimique sur toutes les parties de l'estomac.

Elle est absorbée dans le sang et, de là, revient exciter l'activité des cellules des glandes sécrétantes de l'estomac.

Il résulte des faits que nous venons d'énumérer :

1° Que le suc gastrique ingéré n'agit pas en

ajoutant son pouvoir protéolytique à celui du suc gastrique du sujet.

2° Que l'ingestion de suc gastrique est capable de déterminer une augmentation de la sécrétion gastrique totale.

3° Que cette augmentation de la sécrétion n'est pas provoquée par une action réflexe, à point de départ gastrique, mais qu'elle semble être due à une véritable action excito-sécrétoire qui met en train la sécrétion d'une *secrétine gastrique*. Celle-ci, secrétée et absorbée au niveau de l'estomac, active la sécrétion chimique ou seconde.

C'est donc une action excito-sécrétoire spécifique que détermine l'ingestion de suc gastrique.

APPLICATIONS THÉRAPEUTIQUES

Les applications thérapeutiques du suc gastrique de porc découlent des données physiologiques que nous venons d'énumérer.

Puisque l'introduction de suc gastrique dans l'estomac produit une action excito-sécrétoire et augmente la sécrétion totale, son emploi est indiqué dans tous les cas où la sécrétion stomacale est déficiente : qu'il s'agisse d'affections primitives (certaines dypepsies hypopeptiques simples ou accompagnées de diarrhée, gastrites, cancer à un certain stade) ou d'affections secondaires (certaines formes de chloro-anémie et de tuberculose, convalescences des maladies infectieuses, hypopepsies nerveuses).

Son emploi, au contraire, semble contre-indiqué dans les hyperchlorhydries, dans le syndrôme de Reichman, dans l'ulcère gastrique ; en un mot, dans les affections de l'estomac où la sécrétion est exagérée. Nous donnerons un exemple, choisi entre plusieurs, à l'appui de cette manière de voir.

L'emploi thérapeutique du suc gastrique de porc s'est beaucoup répandu depuis plusieurs mois, et un certain nombre de publications cliniques intéressantes ont été faites déjà à ce sujet ; mais nous ne sachons pas qu'en France, il ait paru des travaux où les résultats cliniques aient été appuyés par le contrôle de l'analyse chimique.

Les observations que M. le Professeur Surmont avait mises aimablement à notre disposition étaient très nombreuses ; mais, désireux de limiter notre sujet, nous avons avons choisi et relaté seulement ici quelques-unes des plus caractéristiques.

Nous classerons nos observations dans l'ordre suivant :

I. — **Hypopepsies primitives** { Simples. Compliquées de diarrhée.

II. — **Hypopepsies secondaires** { Hypopepsies nerveuses. Chloro-anémie. Tuberculose. Cancer de l'estomac.

III. — **Achylies.**

IV. — **Hyperchlorhydrie**

I. — HYPOPEPSIES PRIMITIVES

Hypopepsies primitives simples

Observation I

T..., Charles. Instituteur, 29 ans. — Troubles dypseptiques très anciens, remontant à une gastro-entérite grave des nourrissons, ayant déterminé du rachitisme : a marché à 4 ans, est demeuré beaucoup plus petit que ses frères et sœurs, a un thorax de cordonnier.

Actuellement, 25 janvier 1906, l'estomac a des dimensions normales : la grande courbure descend à trois travers de doigt au-dessus de l'ombilic. Un peu de clapotage trois heures après le repas de midi. Le colon est un peu distendu et atone ; le malade présente, de temps à autre, mais rarement, des selles lientériques. Pas de diarrhée.

La langue n'est pas saburrale ; elle est rouge, large.

Le foie est de volume normal.

Rien au cœur ni aux poumons.

Le malade est très vite fatigué.

Les urines ne contiennent aucun élément anormal.

L'exploration directe de l'estomac, pratiquée le 29 janvier 1906, montre que cet organe est vide à jeûn.

Une heure après ingestion du repas d'EWALD, on retire un liquide contenant un peu de mucus et dont l'analyse donne les résultats suivants :

CARACTÈRES PHYSIQUES (1)

Volume : 67 cmc.
Couleur : jaune très pâle.
Odeur : légèrement acétique.
Filtration : assez lente.

Aspect de la partie liquide. — Peu fluide, contient un peu de mucus.

Aspect de la partie solide. — Pulpe finement réduite, peu homogène.

ANALYSE CHIMIQUE

Réaction au tournesol : acide.
Réaction de GÜNZBURG : nulle.

$$A = 0.113$$
$$T = 0.292$$
$$\left.\begin{array}{l} H = \text{néant} \\ C = 0.131 \end{array}\right\} H + C = 0.131$$
$$F = 0.161$$
$$\frac{T}{F} = 1.8$$

Acides organiques :

Acide lactique : néant.
» acétique : petite quantité.
» butyrique : néant.

(1). Toutes les analyses de suc gastrique relatées dans le présent travail ont été faites par M. DEHON ; la méthode utilisée a été le procédé chlorométrique de HAYEM-WINTER.

Produits des digestions pepsique et salivaire :

Biuret : mauve.
Esbach : précipité peu abondant, insoluble à chaud.
Lugol : orangé.

Il y a donc un léger retard dans l'évacuation et hypopepsie accusée, avec absence de HCl libre.

Traitement. — On conseille le traitement suivant, le 5 juin 1906 : une cuillérée à potage de dyspeptine quinze minutes avant chaque repas. Seconde cuillérée au milieu de chaque repas.

Régime alimentaire approprié. Infusions chaudes entre les repas.

Le 8 mars 1906, le malade se sent beaucoup mieux. Il est enchanté de se trouver de l'appétit. Il ne présente plus de lientérie. Les selles sont plus compactes.

Plus de clapotage gastrique après le repas du midi. La détermination de chimisme gastrique montre une amélioration considérable. Nous donnons ci-dessous les résultats de ce chimisme.

Caractères physiques

Volume : 140 cm.
Couleur : jaune paille
Odeur : très légèrement acétique
Filtration : lente.

Aspect de la partie liquide. — Peu fluide, contenant encore du mucus solide. Pulpe assez mal réduite, pus homogène.

Analyse chimique

Réaction au tournesol : acide.
Réaction de Günzburg : nette.

$$
\begin{aligned}
A &= 0{,}204 \\
T &= 0{,}379 \\
H &= 0{,}030 \\
C &= 0{,}189 \\
F &= 0{,}160 \\
\frac{T}{F} &= 2{,}3
\end{aligned}
\qquad \left.\begin{matrix} H \\ C \end{matrix}\right\} H + C = 0{,}219
$$

a) *Acides organiques* : Acide lactique : néant.
» acétique : traces.
» butyrique : néant.

b) *Produits des digestions pepsique et salivaire* :
Biuret : rose vif.
Esbach : Précipité, abondant complétement soluble à chaud.
Lugol : orangé.

En présence de cette amélioration, la dose de dyspeptine est diminuée de moitié. Le régime alimenmentaire est maintenu.

30 avril 1906. — Le malade présente des selles un peu molles, mais ne renfermant jamais de débris alimentaires reconnaissables. L'appétit est toujours très bon, même lorsque la dyspeptine a été supprimée : ce qui est arrivé quatre jours de suite. La mine est beaucoup meilleure.

On pratique une nouvelle détermination du chimisme gastrique après quatre jours de suppression de la dyspeptine.

Caractères physiques

Volume 70 c. c.
Couleur : presque incolore.
Odeur : de thé frais.
Filtration : rapide.

Aspect de la partie liquide. — Très fluide, ne contenant pas de mucus.

Aspect de la partie solide. — Pulpe très fine et très homogène.

Analyse chimique

Réaction au tournesol : acide.
Réaction de Günzburg : positive.

$$A = 0.146$$
$$T = 0.308$$
$$\left.\begin{array}{l} H = 0.024 \\ C = 0.153 \end{array}\right\} H + C = 0.177$$
$$F = 0.131$$
$$\frac{T}{F} = 2.3$$

a). *Acides organiques :*

Butyrique : néant.
Acétique : néant.
Lactique : néant.

b). *Produits des digestions pepsique et salivaire :*

Biuret : rose.
Esbach : louche complètement soluble à chaud.
Lugol : grenat.

Traitement. — Le régime alimentaire est maintenu. On diminue la quantité de dyspeptine : 1 cuillerée à café, 15 minutes avant les repas.

1er juin 1906. — Mine excellente. Teint beaucoup plus rose. Le malade se sent beaucoup mieux. Les selles sont normales. La digestion se fait très bien. Il n'y a plus de clapotage gastrique, deux heures après le repas de midi.

On pratique, à cette époque, une nouvelle détermination du chimisme gastrique et on trouve les résultats suivants :

Volume : 67cm.
Couleur : pâle.
Odeur : de thé frais.
Filtration : rapide.

Aspect de la partie liquide. — Fluide, ne contenant pas de mucus.

Aspect de la partie solide. — Pulpe finement réduite et homogène.

ANALYSE CHIMIQUE

Réaction au tournesol : acide.
Réaction de GÜNZBURG : très nette.

$A = 0.213$
$T = 0.379$
$\left.\begin{array}{l} H = 0.139 \\ C = 0.085 \end{array}\right\} H + C : 0.225$
$F = 0.153$
$\frac{T}{F} = 2.4$

Acides organiques

Acide lactique : néant.
Acide acétique : néant.
Acide butyrique : néant.

Produits des digestions pepsique et salivaire :

Biuret : rose.

Esbach : précipité peu abondant, presque complètement soluble à chaud.

Lugol : campêche.

Traitement. – Même régime alimentaire, avec un peu de bière comme boisson. 2 cuillères à café de dyspeptine par jour, 15 minutes avant les 2 principaux repas.

31 mai. — Le malade se porte tout à fait bien et supporte trois heures de marche par jour. Il digère sans la moindre gêne. Il a très bien toléré la bière. Les selles demeurent tout à fait normales. A cette époque, on pratique encore l'analyse du chimisme stomacal.

Volume : 40cmc (extraction complète).
Couleur : jaune pâle.
Odeur : de thé frais.

Aspect de la partie liquide. — Fluide, ne contenant plus de mucus.

Aspect de la partie solide. — Pulpe assez fine, mais peu homogène.

Analyse chimique

Réaction au tournesol : acide.
Réaction de Günzburg : positive.

$$A = 0{,}226$$
$$T = 0{,}379$$
$$\left.\begin{array}{l} H = 0{,}050 \\ C = 0{,}110 \end{array}\right\} H + C = 0{,}160$$
$$F = 0{,}219$$
$$\frac{T}{F} = 1{,}7$$

Acides organiques :

Acide lactique : néant.
» acétique : traces.
» butyrique : néant.

Produits des digestions pepsique et salivaire :

BIURET : mauve.
ESBACH : louche complètement soluble à chaud.
LUGOL : campêche.

Traitement. — Même régime alimentaire. *Suppression complète de dyspeptine.*

12 juillet 1906. — Ne se plaint de rien. Selles régulières et tout-à-fait normales.

Le travail intellectuel est facile. Les forces sont revenues.

L'estomac présente des dimensions normales, mais clapote légèrement après l'absorption d'un verre d'eau.

Une dernière analyse du chimisme gastrique montre la persistance de l'amélioration.

CARACTÈRES PHYSIQUES

Volume : 60 c. c.
Couleur : pâle.
Odeur : de thé frais.
Filtration : rapide.

Aspect de la partie liquide. — Fluide, ne contenant pas de mucus.

Aspect de la partie solide. — Pulpe assez bien divisée et homogène.

ANALYSE CHIMIQUE

Réaction au tournesol : acide
Réaction de GÜNSBURG : positive

$$A = 0.211$$
$$T = 0.347$$
$$\left.\begin{array}{l} H = 0.047 \\ C = 0.190 \end{array}\right\} H + C = 0.237$$
$$F = 0.110$$
$$\frac{T}{F} = 3.1$$

a). *Acides organiques.* — Néant.

b). *Produits des digestions pepsique et salivaire :*

BIURET : mauve.
ESBACH : précipité complètement soluble à chaud.
LUGOL : grenat.

Le malade peut être considéré comme guéri.

Revu au mois de mai 1907, il continue à se bien porter et ne présente plus aucun trouble digestif et intestinal.

Ce qui est frappant, dans cette observation, indépendamment de l'amélioration de l'état général et des phénomènes dyspeptiques, c'est le retour progressif de la sécrétion gastrique au type normal et la disparition du mucus. C'est, enfin, la persistance de l'amélioration à tous les points de vue, plusieurs mois après la cessation de la médication spécifique : la guérison a donc été définitive.

Observation II

16 Octobre 1906. — M..., Françoise, 19 ans, couturière ; poids : 51 k. 300.

Aucun antécédent personnel. Pas de signes d'hystérie ni de psychasténie ; excellent état psychique.

Les accidents actuels semblent consécutifs à une mauvaise hygiène alimentaire. Mange trop vite et des aliments grossiers.

Présente des signes nets d'hypopepsie : pesanteur après les repas, s'accompagnant d'inaptitude au travail et quelquefois de vertiges.

Les différents organes sont en très bon état. Aucun signe de tuberculose. Ne présente jamais de diarrhée. Au contraire, la constipation qualitative et quantitative est habituelle, par réduction progressive de l'alimentation.

Les urines ne contiennent aucun élément anormal.

L'estomac clapote un peu trois heures après le repas de midi. La grande courbure ne descend pas au-dessous des limites normales. L'exploration directe à jeûn montre que l'estomac est vide.

Une heure après le repas d'Ewald, on ramène par la sonde un liquide qui présente les caractères suivants :

Caractères physiques

Volume : 78 centimètres cubes (extraction complète).
Couleur : jaune pâle.
Odeur : de thé frais.
Filtration : normale.

Aspect de la partie liquide. — Fluide, sans mucus.

Aspect de la partie solide. — Pulpe assez finement réduite, peu homogène.

Analyse chimique

Réaction au tournesol : acide.

Réaction de Günsburg : très faible.

$$\begin{array}{l} A = 0.160 \\ T = 0.223 \\ \left.\begin{array}{l} H = 0.007 \\ C = 0.111 \end{array}\right\} H + C = 0{,}118. \\ F = 0.101 \\ \frac{T}{F} = 2.2 \end{array}$$

Acides organiques : néant.

Produits des digestions pepsique et salivaire.

Biuret : mauve.

Esbach : précipité abondant, incomplètement soluble à chaud.

Lugol : orangé.

Il s'agit d'une hypopepsie primitive avec diminution considérable de l'acidité totale, de la secrétion chlorée totale et de la chlorhydrie.

Traitement. — Régime antidyspeptique. Une cuillérée à potage de dyspeptine quinze minutes avant et au milieu des trois repas, sans autre médication.

3 novembre 1906.— La malade est très améliorée ; elle a grossi de 600 grammes. Les digestions sont beaucoup plus faciles. Elle n'a plus eu de vertige. La constipation est diminuée ; elle n'est plus que quantitative : une selle par jour.

L'analyse du chimisme gastrique pratiquée à nouveau nous donne les résultats suivants :

Volume : 72 centimètres cubes.
Odeur : de thé frais.
Couleur : jaune pâle.
Filtration : rapide.

Aspect de la partie liquide. — Fluide, sans mucus.

Aspect de la partie solide. — Pulpe finement réduite et homogène.

ANALYSE CHIMIQUE

Réaction au tournesol : acide.
Réaction de GÜNZBURG : nette.

$$A = 0.190$$
$$T = 0.291$$
$$\left.\begin{array}{l} H = 0.021 \\ C = 0.112 \end{array}\right\} H + C = 0.133$$
$$F = 0.091$$
$$\frac{T}{F} = 3.2$$

Acides organiques : néant.

Produits des digestions pepsique et salivaire :

BIURET : mauve.
ESBACH : précipité peu abondant, presque complètement soluble à chaud.
LUGOL : orangé.

Traitement. — En présence de l'amélioration manifeste du chimisme et de l'état général, on continue la dyspeptine à la même dose.

31 décembre 1906. — Poids : 54 kgrs.

La malade est tout-à-fait transformée ; elle a de véritables fringales. La faim, au moment du repas de midi, est angoissante et douloureuse.

Elle présente quelquefois un peu de pyrosis tardif dans l'après-midi. La malade semble trop manger. Elle a pris trop longtemps de la dyspeptine, qui était prescrite pour 15 jours seulement, et a forcé la dose indiquée.

Les selles sont normales. Il y a un peu de spasme colique.

D'après les signes précédents, on s'attend à trouver de l'hyperchlorhydrie et on pratique une nouvelle détermination du chimisme.

Caractères physiques.

Volume : 95 centimètres cubes
Odeur : de thé frais
Couleur : jaune pâle
Filtration : rapide

Aspect de la partie liquide. — Fluide sans mucus.

Aspect de la partie solide. — Pulpe finement réduite homogène.

Analyse chimique.

Réaction Tournesol : acide
Réaction de Günzburg : intense.

$A = 0,211$
$T = 0,346$
$H = 0,051$, $C = 0,195$ — $H + C = 0,246$
$F = 0,100$
$\frac{T}{F} = 3.4$

Acides organiques : néant.

Produits des digestions pepsique et salivaire :

Biuret : rose.
Esbach : précipité entièrement soluble à chaud.
Lugol : grenat.

La malade, comme on le voit d'après les signes cliniques et le chimisme, est devenue manifestement hyperchlorlydrique. Cela, comme on l'a dit plus haut, à cause d'un usage prolongé et excessif de la dyspeptine.

Traitement.— On diminue la dyspeptine : une cuillerée à café au milieu des repas de midi et du soir ; même régime alimentaire.

23 Janvier 1907. — Poids 55 kgs 200. La malade va bien ; elle continue à manger beaucoup et avec appétit, mais les crises de faim douloureuse n'ont plus réapparu. L'intestin fonctionne normalement ; les forces sont excellentes.

Le chimisme gastrique est de nouveau pratiqué.

Caractères physiques

Volume : 100 centimètres cubes.
Odeur : de thé frais.
Couleur : jaune pâle.
Filtration rapide.

Aspect de la partie liquide. — Fluide sans mucus..

Aspect de la partie solide. — Pulpe finement réduite et homogène.

Analyse chimique

Réaction au tournesol : acide.
Réaction de Günzburg : positive.

$$A = 0{,}203$$
$$T = 0{,}333$$
$$\left.\begin{array}{l} H = 0{,}037 \\ C = 0{,}205 \end{array}\right\} H + C = 0{,}242$$
$$F = 0{,}091$$
$$\frac{T}{F} = 3{,}6$$

Produits des digestions peptique et salivaire :

BIURET : rose.
ESBACH : précipité entièrement soluble à chaud.
LUGOL : grenat.

Comme on le voit, il existe encore une légère tendance à l'hyperchlorhydrie ; aussi, on supprime complètement la dyspeptine.

19 février 1907. — La malade se considère comme guérie ; le poids augmente régulièrement (56 kgr.). Très gaie ; aucun trouble digestif ; selles normales.

Le chimisme pratiqué donne les résultats suivants :

CARACTÈRES PHYSIQUES

Volume :	77 centimètres cubes.
Odeur :	de thé frais.
Couleur :	jaune pâle.
Filtration :	rapide.

Aspect de la partie liquide. — Fluide, sans mucus.

Aspect de la partie solide. — Pulpe finement réduite et homogène.

ANALYSE CHIMIQUE

Réaction au tournesol : acide.
Réaction de GÜNZBURG : positive.

$$A = 0.209$$
$$T = 0.317$$
$$\left.\begin{array}{l} H = 0.040 \\ C = 0.188 \end{array}\right\} H + C = 0.228$$
$$F = 0.089$$
$$\frac{T}{F} = 3.5$$

Acides organiques : néant.

Produits des digestions pepsique et salivaire :

BIURET : rose.

ESBACH : précipité entièrement soluble à chaud.

LUGOL : grenat.

La guérison s'est maintenue, malgré la cessation de la dyspeptine.

7 Avril 1907. — La malade se trouve tellement bien, qu'elle a tardé à revenir. Elle mange avec beaucoup d'appétit ; les selles sont normales. Elle a pris sans permission du café et de la bière.

Elle a encore grossi d'une livre (56 kg. 550). La mine est excellente. L'estomac ne clapote plus après le repas de midi.

Le chimisme déterminé une dernière fois donne le résultats suivants :

CARACTÈRES PHYSIQUES

Volume : 100 centimètres cubes

Couleur : jaune pâle

Odeur : de thé frais

Filtration : rapide

Aspect de la partie liquide. — fluide sans mucus.

Aspect de la partie solide. — pulpe finement réduite et homogène.

ANALYSE CHIMIQUE

Réaction au tournesol : acide.

Réaction de GÜNZBURG : positive,

$$A = 0{,}198$$
$$T = 0{,}324$$
$$\left.\begin{array}{l} H = 0{,}042 \\ C = 0{,}191 \end{array}\right\} H + C = 0{,}233$$
$$F = 0{,}091$$
$$\frac{T}{F} = 3{,}5$$

Acides organiques : néant.

Produits des digestions pepsique et salivaire :

Biuret : rose.

Esbach : précipité entièrement soluble à chaud.

Lugol : grenat.

La malade peut donc être considérée comme guérie, à tous points de vue.

7 juillet 1907. — Poids : 50 k., 900. La malade continue à aller bien.

Dans cette observation, nous remarquons la rapidité avec laquelle le chimisme gastrique a atteint le taux normal qu'il a même dépassé, en raison de l'emploi trop prolongé et trop large de la dyspeptine (1). Il faut noter aussi la persistance de l'amélioration vérifiée, par l'analyse, trois mois après la suppression du médicament.

---

(1). Cette exagération de la sécrétion est intéressante à noter quant aux déductions qu'elle comporte, au point de vue de la surveillance du traitement.

Hypopepsies primitives compliquées de diarrhée

Observation III

C..., 32 ans.

Le malade a présenté, il y a sept ans, au cours d'un séjour d'un an en Cochinchine, des crises de diarrhée avec lienterie, qui n'avait pas les caractères de la dysenterie (pas de ténesme, pas de sang, etc.).

Depuis cette époque et malgré le retour en France, le malade a eu souvent des crises de diarrhée dont le caractère principal était d'apparaître aussitôt après le repas de midi.

Ce malade n'a jamais souffert sensiblement de l'estomac. De temps à autre, il a éprouvé seulement quelques pesanteurs dans l'heure qui suivait le repas.

Actuellement, 2 février 1907, il est très fatigué à cause de la répétition et de la persistance des crises diarrhéiques qui ont été fréquentes depuis l'été dernier. Il commence à se préoccuper beaucoup de sa situation, qui ne s'est améliorée sous l'influence d'aucun régime diététique, ni d'aucune des médications antidiarrhéiques et antidyspeptiques classiques. Il se croit atteint d'entérite chronique, ainsi que le lui ont affirmé plusieurs médecins, entérite qu'il soupçonne être tuberculeuse. Le teint est terreux, l'aspect est déprimé. Les différents appareils sont sains.

L'urine ne contient aucun élément anormal.

L'estomac n'est pas dilaté; il est plutôt petit ; vide à jeûn, il clapote très légèrement après le repas de midi.

Les explorations directes de l'estomac et de l'intestin s'imposent et sont pratiquées toutes deux.

Chimisme gastrique

Caractères physiques

Volume : 31^{cmc} (extraction complète après 60 minutes).
Couleur : jaune pâle.
Odeur : aigrelette.
Filtration : lente.

Aspect de la partie liquide. — Fluide, pas de mucus.

Aspect de la partie solide. — Bouillie épaisse, homogène.

Analyse chimique

Réaction au tournesol : acide.
Réaction de Günzburg : à peine sensible.

A = 0.190
T = 0.223
H = traces } H + C = 0.161
C = 0.161 }
F = 0.062

$$\frac{T}{F} = 3.6$$

Acides organiques :

Acide lactique : néant.
» acétique : néant.
» butyrique : néant.

Produits des digestions pepsique et salivaire :

Biuret : mauve.
Esbach : abondant, peu soluble à chaud.
Lugol : orangé.

Diagnostic. — Évacuation gastrique précoce, avec hypochlorhydrie et hypo-sécrétion.

Chimisme intestinal

On donne au malade un repas d'épreuve constitué ainsi:

Pain : 100 gr.
Pommes de terre 100 gr.
Viande grillée : 60 gr. (1)
Beurre : 30 gr.
Lait : 300 gr.

et on lui fait ingérer au début, pendant et après le repas, un cachet de carmin de 30 centigrammes.

La durée de la traversée digestive a été précoce.

a) *Caractères physiques*

Poids total : 70 gr.
Consistance : pâteuse
Forme : non moulée
Odeur : normale

b) *Examen macroscopique*

Débris d'aliments néant
Glaires : quelques-unes
Sang : néant
Pus : néant
Débris membraneux néant
Débris de tumeur : néant
Vers intestinaux : néant

c) *Examen microscopique, bactériologique et parasitologique :*

Cellules végétales }
Fibres musculaires } Néant.
Tissus conjonctifs }

Cristaux de graisses } Graisse neutre : quelques cristaux.
} Acide gras : id.
} Savons alcalins : néant.

(1) La composition d'un repas d'épreuve identique à celui-ci déterminée préalablement était la suivante :
Graisses totales, 41 gr. 40. — Azoté total, 4 gr. 32. — Matières saccharifiables totales exprimées en glycose, 81 gr. 54.

Éléments du sang

Hématies : Néant.
Leucocytes : quelques-uns.

Cristaux autres que cristaux gras

Phosphate ammoniaco-magnésien : néant.
» de chaux : néant.
Oxalate de chaux, néant.
Cholestérine, néant.
Cristaux d'hématoïdine : néant.

Microbes pathogènes : néant.

Débris et œufs de parasites : néant.

Analyse chimique

Réaction au tournesol : neutre.
Réaction de Günzburg : négative.

Coefficient d'humidité	Substances sèches	28, 57 %
	Eau	71, 43 %

Utilisation des graisses :
Poids total des graisses fécales : 2 gr. 80
Poids des graisses absorbées pour 100 grammes de graisses ingérées : 93 %.

Acides gras pour 100 gr. de graisses fécales :		29,30 %
Graisses neutres	id.	26,10 %
Savons d'alcali	id.	44,60 %

Utilisation des hydrates de carbone : Recherche par saccharification : néant.

Utilisation des matières albuminoïdes :
Azote total (Kjeldahl) 3,98.
Albumine : néant.
Albumoses : néant.
Peptones : néant.

Éléments de la bile vrais et modifiés :

Acides : existent.
Pigments : peu abondants.
Hydrobilirubine : néant.
Hémoglobine et dérivés, réaction de Weber : négative.

La détermination du chimisme fécal montre qu'il ne s'agit pas de diarrhée vraie, puisqu'il y a plutôt diminution de la quantité d'eau dans les fèces, 71 % au lieu de 78 %. Il existe un léger degré de stéarrhée (graisses absorbées 83 % au lieu de 95 %). Le dédou. blement est sensiblement normal.

Le diagnostic qui s'impose est celui de diarrhée hypochlorhydrique, en l'absence de tout signe d'entérite

Traitement. — Régime diététique ; une cuillerée à potage de dyspeptine avant et au milieu des repas ; suppression des boissons chaudes qui accélèrent le péristaltisme intestinal et dont le malade fait manifestement abus.

29 février 1907. — Par suite d'empêchements professionnels, le malade n'a pu entreprendre le traitement indiqué. On décide une nouvelle exploration gastrique qui montre, cette fois, une absence complète de HCl libre et une évacuation précoce, ainsi qu'on peut s'en rendre compte par les résultats ci-dessous.

Caractères physiques

Volume : 58cmc (extraction complète après 45 minutes).
Couleur : jaune pâle.
Odeur : thé frais.
Filtration : lente.

Aspect de la partie liquide. — Fluide, pas de mucus.

Aspect de la partie solide. — Bouillie épaisse.

Analyse chimique

Réaction au tournesol : acide.
Réaction de Günsburg : négative.

$$A = 0{,}168$$
$$T = 0{,}209$$
$$\left.\begin{array}{l} H = \text{néant} \\ C = 0{,}191 \end{array}\right\} H + C = 0{,}191$$
$$F = 0{,}058$$
$$\frac{T}{F} = 3{,}6$$

Acides organiques : néant.

Produits des digestions pepsiques et salivaire :

Biuret : mauve.
Esbach : précipité abondant, peu soluble à chaud.
Lugol : orangé.

Ce chimisme est confirmatif du précédent.

Le malade commence le traitement institué précédemment.

17 mars 1907. — Le malade revient à la consultation après 17 jours de traitement. L'état général s'est amélioré.

Le moral est beaucoup meilleur, car le malade se rend maintenant compte qu'il n'a pas d'entérite, et particulièrement pas d'entérite tuberculeuse.

La diarrhée a cessé dès le lendemain de l'emploi de la dyspeptine.

22 avril 1907. — Le malade se porte à merveille ; il mange de tout, même de la salade crue et des crudités ; il est très gai ; il a grossi de 2 kilogr. 400 depuis le début de la cure.

Les selles sont parfaites et régulières ; plus de diarrhée. A cette époque, le malade se prête volontiers à une nouvelle analyse de suc gastrique.

CARACTÈRES PHYSIQUES

Volume : 64^{cmc} (extraction complète I heure aprés le dédut).
Couleur : jaune pâle.
Odeur : thé frais.
Filtration : normale

Aspect de la partie liquide. — Assez fluide, pas de mucus.

Aspect de la partie solide. — Pulpe homogène, bien divisée.

ANALYSE CHIMIQUE

Réaction au tournesol : acide.
Réaction de GÜNZBURG : positive.

$$A = 0.209$$
$$T = 0.313$$
$$\left.\begin{array}{l} H = 0.039 \\ C = 0.187 \end{array}\right\} H + C = 0.226$$
$$F = 0.087$$
$$\frac{T}{F} = 3.58$$

Acides organiques : néant.

Produits des digestions gastriques et salivaire :

BIURET : mauve.
ESBACH : précipité abondant, presque complètement soluble à chaud.
LUGOL : orangé.

On voit, d'après ce chimisme, que l'acide chlorhydrique libre a réapparu.

Traitement. — On conseille le régime alimentaire ordinaire, en engageant le malade à ne pas abuser des graisses ; la dyspeptine est conseillée cinq jours sur dix à la dose d'une cuillerée à café au milieu de chaque repas.

29 mai 1907. — Depuis 15 jours le malade a cessé la dyspeptine; il est dans un excellent état général; l'activité cérébrale et physique sont revenues; le malade se considère comme guéri, attendu qu'il ne présente plus aucun trouble.

30 juillet 1907. — Avant de partir aux manœuvres, le malade revient pour demander quel traitement il devra suivre pendant cette période.

On lui conseille un peu de limonade phosphori. que, en cas de tendance à la diarrhée et à la fatigue-

20 septembre 1907. — Le malade, rentré de sa période de 28 jours et d'une excursion en Savoie revient à la consultation. La mine est superbe; il n'a éprouvé aucune fatigue et aucun trouble digestif, malgré les repas pris au mess et à l'hôtel.

Cette observation est un bel exemple de diarrhée par hypopepsie primitive : le traitement a fait la preuve du diagnostic, puisqu'il a suffi d'améliorer l'état gastrique, sans se préoccuper aucunement de l'état intestinal, pour obtenir la guérison complète et définitive de prétendus symptômes d'entérite, lesquels avaient résisté à tous les traitements dirigés contre cette dernière affection. Si l'on consulte les résultats des différentes déterminations de chimisme gastrique de ce malade, onvoit que, ici encore, l'amélioration de la secrétion gastrique a été rapide, bien que l'hypopepsie fût assez accusée et s'accompagnât de la disparition de l'acide chlorhydrique. L'état général a été très rapidement amélioré et la disparition des symptômes pseudo-entéritiques a été prompte et radicale.

Observation 4

M. L. — Dyspeptique de très ancienne date, dont la dyspepsie est caractérisée par des diarrhées survenant une heure après le repas et parfois spontanément pendant plusieurs jours consécutifs. La diarrhée ne survient jamais le soir, ni la nuit, ni au réveil, ni après le petit déjeuner. Elle ne s'accompagne d'aucune douleur gastrique.

L'état général est mauvais : le malade est dans un état de dépression physique très accusée. Il n'a aucun stigmate de névrose, ni d'état névropathique. L'état moral est excellent. Poids : 50 kgrs.

L'estomac n'est pas dilaté, Il contient un peu de liquide résiduaire sans HCl, le matin à jeun.

21 mars 1906.— On pratique le chimisme gastrique.

Caractères physiques

Volume : 160^{cmc} (extraction incomplète après 60 minutes).
Couleur : jaune pâle
Odeur : légèrement acétique
Filtration : un peu lente.

Aspect de la partie liquide : peu fluide, contient un peu de mucus.

Aspect de la partie solide : pulpe assez finement réduite, mais peu homogène.

Analyse chimique

Réaction au tournesol . . . acide
Réaction de Günzburg . . . nulle

$$A = 0.124$$
$$T = 0.321$$
$$\left.\begin{matrix} H = \text{néant} \\ C = 0.154 \end{matrix}\right\} H + C = 0.154$$
$$F = 0.167$$
$$\frac{T}{T} = 2.3$$

Acides organiques :

Acide lactique : néant
» acétique : très petite quantité
» butyrique : néant.

Produits des digestions pepsique et salivaire :

Biuret : rose pâle.
Esbach : précipité abondant, incomplètement soluble à chaud.
Lugol : orangé.

D'après ce chimisme, on voit que l'évacuation est très retardée, qu'il y a hypopepsie avec absence d'acide chlorhydrique libre.

Le diagnostic est le suivant : catarrhe de l'estomac; hypopepsie avec absenee d'acide chlorhydrique libre et diarrhée secondaire.

Traitement.— Régime diététique. Une cuillerée à soupe de dyspeptine Hepp, 15 minutes avant et pendant les principaux repas.

7 avril 1906. — L'appétit est meilleur, les digestions aussi. Les selles sont presque régularisées. Le malade a grossi de 2 kgr.

On continue le même régime alimentaire : on supprime la cuillerée de dyspeptine avant les repas.

29 avril. — Les forces sont revenues. L'appétit est bon. Il n'y a plus de diarrhée.

Même traitement. Deux cuillerées de dyspeptine seulement, par jour.

31 mai. — Pendant ce mois, le malade n'a eu que deux fois une selle liquide, le matin (après avoir dîné en ville et fait quelqu'excès de table) — mais jamais après les repas. — L'estomac est vide à jeûn. Poids : 54 kgr. 300.

Le chimisme gastrique est de nouveau pratiqué.

Caractères physiques

Volume : 70cmc. (extraction complète 60 minutes après le repas d'Ewald).
Couleur : jaune pâle.
Odeur : de pain légèrement fermenté.

Aspect de la partie liquide. — Assez fluide ; ne contient guère de mucus.

Aspect de la partie solide. — Pulpe très finement réduite et homogène.

Analyse chimique

Réaction au tournesol : acide.

Réaction de Günzburg : négative.

$$A = 0.109$$
$$T = 0.306$$
$$\left.\begin{matrix} H = \text{néant} \\ C = 0.130 \end{matrix}\right\} H + C = 0.130$$
$$F = 0.167$$
$$\frac{T}{F} = 1.8$$

Acides organiques :

Acide lactique : en très petite quantité.

» acétique : néant.

» butyrique : néant.

Produits des digestions pepsique et salivaire :

Biuret : rose intense.

Esbach : précipité abondant, incomplètement soluble à chaud.

Lugol : réaction nulle.

Le chimisme est donc sensiblement comparable à ce qu'il était le 21 mars 1906. Il y a un contraste frappant entre l'état stationnaire du chimisme et l'amélioration des symptômes cliniques, qui est considérable : les forces sont excellentes. Au point de vue de la motricité de l'organe, l'amélioration est notable.

Traitement. — Une cuillerée à soupe de dyspeptine à midi et une le soir.

30 juillet 1906. — Poids 54 k. 300. — La mine est meilleure, ainsi que l'état moral du malade. Le travail intellectuel devient plus facile. La peau, icthyosique au début, est devenue élastique et souple. L'urine donne une légère réaction de Hay.

Traitement. — Une tasse d'infusion de boldo avant le repas du matin seulement. Continuer la dyspeptine.

3 décembre 1906. — Un peu de diarrhée le matin. Le malade a des insomnies causées par quelques ennuis qu'il a éprouvés. Poids 54 k. 400. Même traitement.

Mars 1907. — Le malade va très bien, mais il est nécessaire qu'il reprenne, de temps en temps, de la dyspeptine, pour éviter une certaine tendance aux évacuations molles.

Dans cette observation, nous relevons le contraste entre l'amélioration clinique, qui a été manifeste, et la persistance de l'insuffisance sécrétoire malgré l'usage longtemps ininterrompu de la dyspeptine.

En effet, à trois mois d'intervalle, les chiffres de chimisme gastrique étaient sensiblement identiques.

II. — HYPOPEPSIES SECONDAIRES

Hypopepsie nerveuse compliquée de diarrhée

Observation V

Le 29 septembre 1905. — M. D... (poids : 58 k., 800), neurasthénique et anémique. Le malade est atteint de troubles dyspeptiques consécutifs à un surmenage exagéré. L'état général est très mauvais. Le malade est dans un état de dépression telle qu'il ne peut plus accomplir aucun travail physique ou intellectuel. Le malade a de la diarrhée après le repas de midi et présente des symptômes hypopeptiques. Les urines ne contiennent aucun élément anormal. Le chimisme gastrique, pratiqué le 5 octobre, donne les résultats suivants :

Caractères physiques

Volume : 55 cent. cubes (extraction incomplète après 60 minutes).
Couleur : jaune très pâle.
Odeur : Fade de mucus.
Filtration : assez rapide.

Aspect de la partie liquide : assez fluide, avec un peu de mucus.

Aspect de la partie solide : pulpe très finement réduite et très homogène.

Analyse chimique

Réaction au tournesol : faiblement acide.
Réaction de Günzburg : douteuse.

$A = 0{,}097$
$T = 0{,}292$
$H = 0{,}007$
$C = 0{,}205$ } $H + C = 0{,}212$
$F = 0{,}080$
$\frac{T}{F} = 3{,}6$

Acides organiques :
Acide lactique : traces.
» acétique : néant.
» butyrique : néant.

Produits des digestions peptique et salivaire :
Biuret : mauve.
Esbach : précipité peu abondant, incomplètement soluble à chaud.
Lugol : orangé très pâle.

Donc hypopepsie marquée.

Traitement. — Régime hypopeptique et dyspeptine Hepp : une cuillerée quinze minutes avant les principaux repas et au milieu de chacun d'eux.

Quinze jours après, le poids n'a pas changé, mais le malade va déjà beaucoup mieux, au point de vue des forces et du fonctionnement de l'intestin.

Traitement. — Même régime et dyspeptine, cinq jours sur sept.

29 novembre 1906. — Les forces du malade reviennent progressivement. Il a repris en partie ses occupations. Il a grossi sensiblement et pèse 60 k. 150. L'état général est meilleur.

Même traitement.

23 décembre 1906. — Le malade, qui a atteint 62 k., a maigri un peu, à la suite d'une émotion et pèse aujourd'hui 61 k. Il ne digère pas aussi bien pendant les deux jours où il suspend l'emploi de la dyspeptine. L'intestin est tout-à-fait régularisé. Les forces sont revenues et le malade s'occupe d'affaires.

Le chimisme gastrique est de nouveau pratiqué le 11 janvier 1906.

Caractères physiques

Volume : 53^{cmc} (extraction incomplète après 60').
Couleur : jaune pâle.
Odeur : fade.
Filtration : un peu lente.

Aspect de la partie liquide. — Pas très fluide, avec un peu de mucus.

Aspect de la partie solide. — Pulpe finement réduite et bien homogène.

Analyse chimique

Réaction au tournesol : acide.
Réaction de Günzburg : rose pâle.

$$A = 0,103$$
$$T = 0,255$$
$$\left.\begin{array}{l} H = 0,014 \\ C = 0,152 \end{array}\right\} H + C = 0,166$$
$$F = 0,087$$
$$\frac{T}{F} = 2,6$$

Acides organiques :

Lactique : quantité très notable.
Acétique : néant.
Butyrique : néant.

Produits des digestions pepsique et salivaire :

Biuret : rose.

Esbach : précipité peu abondant insoluble à chaud.

Lugol : orangé.

24 février 1906. — Le malade est fort. Les selles sont régulières, mais il se sent encore moins bien les jours où il ne prend pas de dyspeptine. Il a complètement repris ses affaires et l'état neurasthénique a complètement disparu.

25 juillet 1906. — Poids 64 k. 360. Le chimisme gastrique donne les résultats suivants :

Caractères physiques :

Volume : 94 c. (extraction incomplète après 60 minutes).
Couleur : pâle.
Odeur : de thé frais.
Filtration : rapide.

Aspect de la partie liquide : fluide avec peu de mucus.

Aspect de la partie solide : pulpe assez finement réduite et homogène.

Analyse chimique

Réaction au tournesol : acide.

Réaction de Günzburg : très faiblement positive.

A = 0.146
T = 0.222
H = traces indosables.
C = 0.120
F = 0 102 } H + C = 0.120

$\frac{T}{F}$ = 2.1

Acides organiques :

Acide lactique : traces.
Acide acétique : néant.
Acide butyrique : néant.

Produits des digestions peptique et salivaire :

BIURET : incolore.
ESBACH : Précipité abondant, incomplètement soluble à chaud.
LUGOL : orangé.

Le malade va tout à fait bien. La langue n'est plus saburrale. L'appétit est peu excité, mais les digestions sont normales. Les selles sont régulières et quotidiennes. Les forces sont complètement revenues et le malade dort parfaitement. Il peut supporter une fatigue régulière et continuer ses occupations. Enfin, il se sent aussi bien portant qu'il y a quatre ans. A l'examen physique, tous les organes paraissent normaux, y compris l'estomac et l'intestin. Il est à remarquer que le malade mange moins bien et se sent l'estomac un peu lourd quand il est plus de trois jours sans prendre de dypeptine. Il fait en ce moment des séries de trois jours de traitement à la dypeptine, séparées par trois jours de repos.

L'exploration directe montre que l'estomac descend à deux travers de doigt au-dessus de l'ombilic.

L'examen du chimisme gastrique, dont il est rendu compte plus haut, montre que l'acidité totale est montée à 0,146 sans que l'HCl libre ait réapparu.

On conseille, comme traitement, de continuer la dyspeptine.

11 mai 1907. — Le malade, revu à cette date, a maigri de 3 kgr. Cet amaigrissement est consécutif à l'influenza.

Le malade prend tous les deux ou trois jours un tiers de flacon de dyspeptine et se trouve bien de ce traitement. — Le moral est excellent ; le malade est très gai. — On ne trouve à l'examen somatique qu'un peu de spasme du colon. L'estomac est normal. On conseille de reprendre progressivement le régime courant.

Il s'agit ici d'un malade extrêmement déprimé, dont l'état général était déplorable, consécutivement aux troubles dyspeptiques entretenus par l'état névropathique. Or, l'amélioration clinique a été très rapide sous l'influence de l'usage de la dyspeptine, bien que le chimisme gastrique ait été peu modifié.

L'amélioration clinique, aussi bien que celle du chimisme gastrique, ne persiste pas dans les périodes où la médication est supprimée.

Le fait est tout à fait remarquable : le malade, après 21 mois de traitement, est encore obligé de faire usage de la dyspeptine pour éviter le retour des accidents dus à l'hypopepsie.

Observation VI

Chloro-anémie compliquée d'hypopepsie

Jeanne D..., 23 ans, servante.

Comme antécédent personnel, on ne constate qu'une rougeole à l'âge de 13 ans.

Aujourd'hui, 24 octobre 1906, la malade vient à la consultation parce que, depuis six mois, elle a pâli considérablement ; elle se plaint d'être essoufflée et surtout très vite fatiguée pendant et après la période menstruelle.

Elle aurait eu, paraît-il, de l'albumine en avril 1907.

Elle n'en présente plus actuellement ; elle n'a pas et n'a jamais eu de signes de brightisme, sauf peut-être un peu de bouffissure du visage le matin, également attribuable à l'état chlorotique. Il semble que cette chloro-anémie ait été provoquée, en réalité, par une intoxication oxycarbonée chronique, la malade ayant été de longs mois cuisinière et ayant travaillé dans un sous-sol mal aéré. Cependant, la recherche de l'oxyde de carbone dans le sang par la spectroscopie a été négative.

A l'auscultation du poumon, on ne constate pas le moindre signe de tuberculose.

A l'auscultation du cœur, on note un souffle extra-cardiaque de pointe.

Rien d'anormal dans les urines, pas de cylindres, pas d'hématies.

L'appétit est nul ; pésanteur après les repas ; on pratique la détermination du chimisme gastrique.

Caractères physiques

Volume : 144^{cmc} (extraction complète).
Couleur : jaune pâle.
Odeur : thé frais.
Filtration : rapide.

Aspect de la partie liquide. — Fluide, pas de mucus.

Aspect de la partie solide. — Bouillie épaisse, peu homogène.

Analyse chimique

Réaction au tournesol : acide.
Réaction de Günzburg : à peine sensible.

A = 0.192
T = 0.272
H = traces à peine sensibles.
C = 0.181 } H + C = 0.181
F = 0'091 }

$$\frac{T}{F} = 2.98$$

Acides organiques : néant.

Produits des digestions pepsique et salivaire :

Biuret : mauve.
Esbach : abondant, insoluble à chaud.
Lugol : orangé.

On pratique aussi l'examen du sang ; on trouve :

Hématies : 4.935000.
Leucocytes : 6.337.

Hémomètre de Fleischl : 64 o/o.
Aucun élément anormal.

Le diagnostic posé est celui de chloro-anémie avec hypopepsie.

Traitement. — On ordonne 0.15 de protoxalate de fer deux fois par jour, au moment des repas ; une cuillerée à soupe de dyspeptine 15 minutes avant et une au milieu de chaque repas.

29 octobre 1906. — Après quatre jours de traitement, la malade revient effrayée par une miction rougeâtre suspecte qu'elle aurait eue la nuit.

On suspend la médication ferrugineuse et on examine les urines de deux jours consécutifs, qui ne contiennent ni albumine ni hématies.

30 novembre 1906. — Elle revient à la consultation ; la mine est excellente ; les digestions sont parfaites ; la malade a d'ailleurs grossi de 400 grammes.

L'hémomètre de Fleischl donne 71 °/ₒ d'hémoglobine au lieu de 62 °/ₒ.

On continue le même traitement.

3 février 1907. — La malade est revue ; la mine est complètement transformée ; les digestions sont faciles ; l'appétit est excellent.

Elle paraît beaucoup moins anémique ; cependant, le taux de l'hémoglobine n'a guère varié (74 °/ₒ au Fleischl). Sur nos conseils, la malade accepte un nouvel examen du suc gastrique, qui donne les résultats suivants :

Caractères physiques

Volume :	77 cmc.
Couleur :	jaune pâle
Odeur :	thé frais
Filtration :	rapide

Aspect de la partie liquide. — Fluide, pas de mucus.

Aspect de la partie solide. — Bouillie épaisse homogène.

Analyse chimique

Réaction au tournesol : acide.

Réaction de Günzburg : positive.

$$A = 0{,}197$$
$$T = 0{,}331$$
$$\left.\begin{array}{l} H = 0{,}017 \\ C = 0{,}197 \end{array}\right\} H + C = 0{,}214$$
$$F = 0{,}117$$
$$\frac{T}{F} = 2{,}88$$

Acides organiques : néant.

Produits des digestions pepsique et salivaire :

Biuret : mauve.

Esbach : abondant complément soluble à chaud.

Lugol : grenat.

Comme on le voit d'après cette analyse, l'acide chlorhydrique libre a réapparu.

On cesse la dyspeptine et on prescrit un peu d'hémoplase Deschiens. La malade reprend le régime ordinaire.

7 mai 1907. — Elle revient à la consultation dans un état général excellent.

L'appétit est normal et les digestions se font sans aucun trouble ; le souffle extra-cardiaque a complètement disparu. — L'hémomètre de Fleischl donne 81 °/₀. La malade se considère comme guérie.

Dans cette observation, nous voyons que, grâce à l'emploi de la dyspeptine, les symptômes cliniques de l'hypopepsie ont complètement disparu et l'analyse chimique du suc gastrique, faite avant et après le traitement, montre un retour rapide de la sécrétion gastrique au type normal.

La guérison a été complète et définitive.

Hypopepsie liée à une tuberculose pulmonaire du 1er degré

Observation VII

Julien H..., 31 ans, journalier.

Comme antécédent personnel, on ne note qu'un ictère catarrhal survenu au régiment.

A la suite d'excès génitaux, H... s'aperçut qu'il maigrissait. Vers la mi-décembre 1906, il commença à tousser. Il fit à cette époque une bronchite fébrile qui dura 15 jours; depuis ce moment, il tousse de temps en temps, lorsqu'il se refroidit, et éprouve une lassitude générale assez marquée.

Actuellement, 27 février 1907, le malade présente des troubles dyspeptiques : inappétence très accusée, pesanteur après les repas, nausées le matin.

L'estomac clapote deux heures après le repas de midi ; il descend à un travers de doigt au-dessus de l'ombilic.

A l'auscultation du poumon, on trouve des craquements au sommet droit, quelques frottements au sommet gauche, des modifications manifestes de la sonorité pulmonaire aux deux sommets. L'expectoration est très minime. La recherche du bacille de Koch est négative.

Rien au cœur.

Les urines ne contiennent ni sucre ni albumine, mais présentent franchement la réaction de Hay.

On pratique le chimisme gastrique, qui donne le résultat suivant :

Caractères physiques

Volume : 125^{cmc} (extraction complète).
Couleur : jaune pâle.
Odeur : thé frais.
Filtration : normale.

Aspect de la partie liquide. — Fluide, pas de mucus.

Aspect de la partie solide. — Bouillie épaisse, homogène.

Analyse chimique

Réaction au tournesol : acide.
Réaction de Günzburg : positive.

$$A = 0{,}141$$
$$T = 0{,}292$$
$$\left.\begin{matrix} H = 0{,}007 \\ C = 0{,}193 \end{matrix}\right\} H + C = 0{,}200$$
$$F = 0\ 092$$
$$\frac{T}{F} = 3.1$$

Acides organiques : néant.

Produits des digestions pepsique et salivaire :

Biuret : mauve.
Esbach : précipité abondant, incomplètement soluble à chaud.
Lugol : orangé.

Il s'agit de tuberculose pulmonaire avec hypopepsie et cholémie.

On conseille un régime diététique, une infusion de feuilles de Boldo le matin et une cuillerée à bouche de dyspeptine avant et au milieu de chaque repas. Repos absolu.

Le malade revient à la consultation le 29 mars 1907 ; il est très amélioré ; il n'a plus les nausées du matin. Il éprouve encore de la pesanteur dans la demi-heure qui suit le repas. L'appétit est revenu dès le troisième jour de l'emploi de la dyspeptine — il a grossi de 2 kilos 400, quoique n'ayant pu se reposer. L'état pulmonaire s'est amélioré. Le faciès qui était jaune, est redevenu presque normal ; les urines donnent encore la réaction de Hay.

On maintient le même régime alimentaire — cure d'eau de Vittel le matin à jeun ; même dose de dyspeptine.

3 mai 1907. — Le malade est revu de nouveau : il digère très bien, ne tousse plus ; les forces sont meilleures, la mine est très bonne, il a encore grossi de 3 kg. 700. L'appétit est excellent ; le malade avoue même une certaine voracité, qui dure encore, quoique, depuis huit jours, il n'ait pas pris de dyspeptine.

On continue le même traitement, mais on diminue la dyspeptine (3 jours sur 6).

6 juillet 1907. — Le malade a maintenant récupéré son poids initial.

Il mange toujours avec beaucoup d'appétit et digère très bien, bien que ne prenant plus de dyspeptine depuis 15 jours.

A l'auscultation du poumon, on ne rencontre plus de bruits anormaux.

La réaction de Hay dans les urines est négative.

Le malade reprend le régime ordinaire. On supprime la dyspeptine.

Ce malade a été revu le 11 septembre dernier ; il se considère et doit être envisagé comme guéri, les troubles dyspeptiques, ainsi que les signes de tuberculose, ayant complètement disparu.

Dans cette observation, on voit que l'usage de

la dyspeptine a amené une rapide disparition des troubles digestifs et qu'à l'inappétence a fait place un certain degré de voracité.

En l'absence de nouvelles déterminations du chimisme gastrique que le malade n'a pas acceptées, on est en droit de conclure, cependant, d'après l'amélioration des symptômes cliniques, que la sécrétion a du être rapidement modifiée et augmentée. Cette amélioration s'est maintenue plus de quatre mois après la suppression de la médication spécifique.

Cancer de l'Estomac

Observation VIII

28 juillet 1906.— H... Augustin, 52 ans. A maigri de dix kilos depuis cinq mois. Se plaint de lassitude générale et de troubles digestifs du type hypopeptique qu'il attribue à des excès de travail. N'a jamais eu de vomissements. Est très neurasthénique.

L'examen des différents organes ne révèle rien d'anormal ; la palpation minutieuse de l'estomac, en particulier, reste négative ; les dimensions de l'organe sont normales ; l'estomac est vide au moment où on le percute. Les urines ne renferment ni albumine, ni sucre, ni élements de la bile.

On fait pratiquer la détermination du chimisme gastrique. Les résultats sont les suivants : estomac vide, le matin à jeun.

Caractères physiques

Volume : 64 cmc. (extraction incomplète soixante minutes après le repas d'Ewald).

Couleur : pâle.

Odeur : légèrement acétique.

Filtration : lente.

Aspect de la partie liquide. — Fluide ; ne contient guère de mucus.

Aspect de la partie solide. — Pulpe peu divisée et peu homogène.

Analyse chimique

Réaction au tournesol : acide
Réaction de Günzburg : nulle.

$$A = 0.143$$
$$T = 0.189$$
$$\left.\begin{array}{l} H = \text{néant} \\ C = 0.036 \end{array}\right\} H + C = 0.036$$
$$F = 0.153$$
$$\frac{T}{F} = 1.23$$

Acides organiques :

Lactique : quantité assez notable.
Acétique : traces.
Butyrique : néant.

Produits des digestions pepsique et salivaire :

Biuret : mauve.
Esbach : précipité insignifiant, complètement soluble à chaud.
Lugol : réaction nulle.

Le diagnostic d'hypopepsie chez un psychasthénique est porté provisoirement : l'on songe à l'existence probable d'un néoplasme stomacal.

On institue un régime alimentaire approprié et l'on prescrit la Somatose avant les repas, comme excitant de la sécrétion et apéritif. Le malade devra être revu après quinze jours de ce traitement.

19 août 1906. — Le malade a encore maigri de 1 kgr. depuis la dernière visite. L'état général ne s'est nullement amélioré. Le malade commence à présenter des vomissements, qui sont exclusivement glaireux et ne contiennent pas de débris alimentaires. Il accuse un dégoût invincible pour la viande et il éprouve de violentes douleurs sans localisation précise, qui sont accrues par l'ingestion des aliments et le mouvement. Le tégument prend une teinte cachectique.

La palpation de l'abdomen est impossible, à cause de la rigidité des muscles droits; mais, dans le bain, la contraction de la paroi cède et, sous l'eau tiède, on parvient à percevoir nettement l'existence d'une induration sus-ombilicale. D'autre part, l'examen radioscopique, après bismuthage de l'estomac, montre l'existence de deux taches sombres : l'une, située au niveau du basfond de l'estomac, l'autre, plus à gauche et plus haut,

Enfin, la recherche de la leucocytose digestive révèle l'existence d'une leucopénie post-prandium accusée.

Leucocytes par mmc à jeûn : 12.090 ; une heure après un repas de viande, pain et beurre : 8.066.

Le diagnostic de cancer ne fait plus aucun doute. L'indication opératoire ne se pose pas, puisque le néoplasme semble très étendu et n'intéresse pas les orifices de l'organe. On institue le traitement suivant : même régime diététique que précédemment ; dyspeptine quinze minutes avant les repas et au milieu des repas, à la dose d'une cuillerée à potage chaque fois. Pas d'autre médication.

12 septembre 1906. — Le malade se trouve beaucoup mieux ; sa mine est meilleure. Les vomissements ont cessé et l'alimentation prescrite a été possible. L'amaigrissement a été enrayé : le malade a repris 500 gr., mais les douleurs persistent, très vives, en un point localisé, de l'estomac où la palpation révèle nettement, maintenant, et assez superficiellement, l'existence d'une tumeur.

Même traitement : applications chaudes sur l'abdomen ; un peu d'elixir parégorique en cas de douleurs.

27 novembre 1906. — Le malade a encore grossi de 300 grammes. Les vomissements n'ont réapparu que deux fois ; ils renfermaient quelques débris d'aliments. L'appétit est assez bon. Cependant, la tumeur a sensiblement augmenté de volume. Les douleurs cèdent sous l'influence du traitement analgésique institué.

Le malade est perdu de vue et le 13 janvier on apprend sa mort, sans aucun détail sur les circonstances qui l'ont accompagnée.

Dans ce cas, l'existence du néoplasme s'accompagnant de vives douleurs et rendant dangereuse l'exploration à la sonde, on ne s'est pas cru autorisé à vérifier l'état du chimisme gastrique après usage de la dyspeptine. Mais l'amélioration des phénomènes cliniques : diminution des vomissements, accroissement de l'appétit et des forces, augmentation du poids, semble démontrer que l'ingestion du suc gastrique de porc a amélioré les sécrétions digestives et la nutrition.

Il est à remarquer, en outre, que la somatose utilisée, antérieurement à la dyspeptine, comme excitant de la sécrétion gastrique et comme apéritif, n'avait donné aucun résultat appréciable, bien que le régime alimentaire fût le même pendant toute la durée du traitement.

Par contre dans quelques autres observations de cancer où les lésions étaient très avancées et où la mort est survenue rapidement, l'échec de la médication opothérapique par le suc gastrique de porc a été complet. Cela s'explique d'ailleurs fort bien; si l'on songe aux lésions dégénératives, très étendues de la muqueuse gastrique, qui accompagnent le cancer de l'estomac.

III. — ACHYLIES

Achylie d'origine nerveuse

Observation IX

Elise Abr..., 28 ans.

La malade n'a aucun antécédent héréditaire ni personnel à noter. Elle a toujours eu une excellente santé et n'a jamais présenté de troubles dyspeptiques.

On ne note chez elle ni hystérie ni autre névrose. Cependant, à la suite de la mort de son père, tué au fond de la mine, elle eut beaucoup de chagrin. A partir de ce moment, elle perdit l'appétit et commença à vomir.

C'est à cause de ces vomissements qu'elle vient à la consultation (octobre 1904).

L'estomac n'est pas dilaté ; il clapote légèrement après le repas. La constipation est opiniâtre ; il n'y a jamais eu ni hématémèse, ni mélæna. Tous les autres organes sont sains.

Les urines ne renferment rien d'anormal.

La malade se plaint de rejeter ses aliments, presque toujours dans l'heure qui suit le repas, et ce, sans crises gastralgiques douloureuses. Elle a maigri de 13 kgr. en trois mois.

Le diagnostic de vomissements névropathiques est posé. On détermine le chimisme gastrique, dont voici les résultats :

CARACTÈRES PHYSIQUES

Volume : 280 cmc.
Odeur : fade de mucus.
Couleur : jaune très pâle.
Filtration : très lente.

Aspect de la partie liquide : visqueuse, semble être constituée par de la salive pure.

Aspect de la partie solide : gros fragments non attaqués.

CARACTÈRES CHIMIQUES

Réaction au tournesol : *alcaline.*
Réaction de GÜNZBURG : négative.

$$A = 0$$
$$T = 0{,}097$$
$$H = 0$$
$$(1) \quad \left.\begin{array}{l} C = 0{,}021 \\ F = 0{,}076 \end{array}\right\} H + C = 0{,}021$$
$$\frac{T}{F} = 1{,}27$$

Acides organiques : néant.

Produits des digestions pepsique et salivaire :

BIURET : violet.
ESBACH : précipité très abondant, complètement insoluble.
LUGOL : orangé.

Pepsine : néant.

Le diagnostic est *achylie totale chez une névropathe.*

Traitement. — On explique longuement à la malade le mécanisme de ses vomissements et on lui apprend à faire une gymnastique appropriée du diaphragme ; on la rassure sur l'issue de sa maladie.

On institue le gavage à la sonde avec du bouillon et de la pulpe de viande crue.

Au bout de 48 heures, les vomissements ont disparu ; on conseille alors de petits potages précédés d'une cuillerée de somatose dans de l'eau de Pougues.

La malade rentre chez elle au bout de cinq jours, très améliorée au point de vue psychique ; elle a confiance en une guérison prochaine.

17 Juillet 1905. — La malade revient améliorée au point de vue clinique ; elle a eu, de temps en temps, quelques vomissements qu'elle a arrêtés elle-même par le gavage.

Elle a grossi de 9 livres, mais elle digère toujours très mal, malgré l'emploi de la somatose, qu'elle a continué depuis octobre 1904.

Elle revient parce qu'elle a un dégoût prononcé des aliments, surtout de la viande ; on refait un nouvel examen du suc gastrique, qui donne les résultats suivants :

Caractères physiques

Volume : 160 cmc
Odeur : odeur fade de mucus.
Couleur : jaune pâle.
Filtration : très lente.

Aspect de la partie liquide. — Beaucoup de mucus.

Aspect de la partie solide. — Pulpe mal réduite.

CARACTÈRES CHIMIQUES

Réaction au tournesol : *neutre*
Réaction de GÜNZBURG : négative

	A	=	o
	T	=	o.o81
	H	=	néant } H + C = o.o27
(2)	C	=	o o27 }
	F	=	o.o54
	$\frac{T}{F}$	=	1.7

Acides organiques : néant.

Produits des digestions pepsique et salivaire :

BIURET : violet.
ESBACH : précipité très abondant, *complètement insoluble.*
LUGOL : orangé.

Pepsine. — La recherche n'a pas été faite.

On conseille à la malade de prendre une cuillerée à soupe de dyspeptine 15 minutes avant et au milieu de chacun des repas.

5 jours après l'institution de cette cure de dyspeptine, la malade se sent déjà un peu mieux ; l'appétit semble revenir ; on fait une nouvelle détermination du chimisme gastrique qui donne les résultats suivants :

CARACTÈRES PHYSIQUES

Volume : 210 c. c,
Odeur : fade de mucus.
Couleur : jaune pâle.
Filtration : lente.

Aspect de la partie liquide. — Visqueuse.

Aspect de la partie solide. — Pulpe mal réduite.

Caractères chimiques

Tournesol : acide.
Réaction de Günzburg : à peine sensible.

$$(3)\quad \begin{array}{l} A = 0.057 \\ T = 0.127 \\ \left.\begin{array}{l} H = \text{traces.} \\ C = 0.053 \end{array}\right\} H + C = 0.053 \\ F = 0.064 \\ \frac{T}{F} = 1 \end{array}$$

Acides organiques : néant.

Produits des digestions pepsique et salivaire :

Biuret : mauve.
Esbach : abondant, insoluble à chaud.
Lugol : orangé.

19 jours après, on détermine de nouveau le chimisme gastrique après un usage ininterrompu de la dyspeptine ; la malade en a encore pris la veille du repas d'épreuve.

Caractères physiques

Volume : 160 c. c.
Odeur : thé frais.
Couleur : jaune pâle.
Filtration : moins lente.

Aspect de la partie liquide. — Un peu moins visqueuse.

Aspect de la partie solide. — Pulpe mieux réduite.

Caractères chimiques

Tournesol : acide.

Réaction de Günzburg : positive.

$$
(4)\quad
\begin{array}{lcl}
A & = & 0{,}124 \\
T & = & 0{,}234 \\
H & = & 0{,}011 \\
C & = & 0{,}146 \\
F & = & 0{,}077 \\
\frac{T}{F} & = & 3
\end{array}
\qquad \left.\begin{array}{l} H \\ C \end{array}\right\} H + C = 0{,}157
$$

Acides organiques : néant.

Produits des digestions pepsique et salivaire :

Biuret : mauve.
Esbach : abondant, incomplètement soluble.
Lugol : orangé.

Dans le but de se rendre compte de la durée de l'action du médicament qui paraît avoir influencé les résultats, on supprime la dyspeptine pendant 48 heures et on refait une nouvelle analyse.

Caractères physiques

Volume : 185^{cmc}
Odeur : thé frais.
Couleur : jaune pâle.
Filtration : normale.

Aspect de la partie liquide : fluide, contient peu de mucus.

Aspect de la partie solide : pulpe assez bien réduite.

Caractères chimiques

Tournesol : acide.

Réaction de Günzburg : négative.

	A	= 0,111	
	T	= 0,193	
	H	= néant	H + C = 0,116
(5)	C	= 0,116	
	F	= 0,071	
	$\frac{T}{F}$	= 2.71	

Acides organiques : néant.

Produits des digestions pepsique et salivaire :

Biuret : mauve.

Esbach : précipité abondant, incomplètement soluble.

Lugol : orangé.

Le lendemain matin, après avoir fait prendre une cuillerée à soupe de dyspeptine 15 minutes avant le repas d'épreuve et une deuxième cuillerée au milieu de ce repas, on fait une nouvelle analyse.

Caractères physiques

Volume : 110^{cmc}.
Odeur : thé frais.
Couleur : jaune pâle.
Filtration : normale.

Aspect de la partie liquide : *fluide*, contenant peu de mucus.

Aspect de la partie solide : pulpe assez bien réduite.

ANALYSE CHIMIQUE

Tournesol : acide
Réaction de GÜNZBURG : positive.

$$
(6)\quad
\begin{array}{l}
A = 0.149 \\
T = 0.287 \\
\left.\begin{array}{l} H = 0.017 \\ C = 0.189 \end{array}\right\} H + C = 0.206 \\
F = 0.081 \\
\frac{T}{F} = 3.5
\end{array}
$$

Acides organiques : néant.

Produits des digestions pepsique et salivaire :

BIURET : mauve.
ESBACH : précipité abondant, presque complètement soluble.
LUGOL : grenat.

D'après ces résultats, il est manifeste que l'ingestion du médicament a amené une augmentation notable de la sécrétion gastrique, mais il nous paraît que la malade a une telle confiance dans la dyspeptine que nous nous demandons si l'amélioration constatée n'est pas due à une influence psychique. Aussi, pour vérifier l'influence suggestive de ce dernier facteur, nous faisons l'expérience suivante :

Pendant 3 jours de suite, on continue l'usage de la dyspeptine, et, le 4e jour, à l'insu de la malade, on substitue, de l'eau pure à la dyspeptine. On fait prendre une cuillerée à soupe d'eau pure 15 minutes avant et une au milieu du repas d'épreuve. La substitution est facile, la malade ayant l'habitude de prendre le médicament dans de la bière. On pratique l'analyse.

CARACTÈRES PHYSIQUES

Volume : 150 cm.
Odeur : fade de mucus.
Couleur : jaune pâle.
Filtration : très lente.

Aspect de la partie liquide : visqueuse.

Aspect de la partie solide : pulpe mal réduite.

CARACTÈRES CHIMIQUES

Tournesol : acide.
Réaction de GÜNZBURG : négative.

$$(7)\quad \begin{array}{l} A = 0.121 \\ T = 0.191 \\ \left.\begin{array}{l} H = \text{néant} \\ C = 0.112 \end{array}\right\} H + C = 0.112 \\ F = 0.079 \\ \frac{T}{F} = 2.4 \end{array}$$

Acides organiques : néant.

Produits des digestions pepsique et salivaire :

BIURET : violet,
ESBACH : précipité abondant, complètement soluble à chaud.
LUGOL : orangé.

Cette expérience prouve bien que la dyspeptine agit sur le malade autrement que par suggestion, puisque la suppression, à son insu, entraîne une diminution de la sécrétion chlorée, tout comme la suppression consciente du médicament (voir analyse 5).

A la suite de cette épreuve, on perd de vue la malade durant trois mois, au cours desquels elle fait un usage continuel de dyspeptine.

Elle revient en octobre 1906 ; l'état général, comme l'état moral, sont beaucoup améliorés ; la mine est meilleure, les digestions assez faciles. Les selles sont normales.

On pratique un nouvel examen de suc gastrique, qui donne les résultats suivants :

Caractères physiques

Volume : 93cmc.
Odeur : thé frais.
Couleur : jaune pâle.
Filtration : rapide.

Aspect de la partie liquide. — Limpide, pas de mucus.

Aspect de la partie solide. — Pulpe bien réduite,

Caractères chimiques

Tournesol : acide.

Réaction de Günzburg : positive.

$$
(8) \quad \begin{array}{l} A = 0{,}137 \text{ cmc} \\ T = 0{,}294 \\ \left.\begin{array}{l} H = 0{,}021 \\ C = 0{,}191 \end{array}\right\} H + C = 0{,}212 \\ F = 0{,}081 \\ \frac{T}{F} = 3{,}6 \end{array}
$$

Acides organiques : néant.

Produits des digestions pepsique et salivaire :

Biuret : mauve.
Esbach : précipité abondant, complètement soluble.
Lugol : grenat.

Devant cette amélioration, on autorise un régime alimentaire plus large ; on permet, comme boisson, un peu de vin coupé.

La malade revient le 30 décembre 1906; malgré la suppression de la dyspeptine, elle a supporté la bière légère et la salade crue légèrement vinaigrée; elle est très bien à tous points de vue; elle se considère comme guérie. Néanmoins, à titre de renseignement, on pratique un nouveau chimisme gastrique qui donne les résultats suivants :

CARACTÈRES PHYSIQUES

Volume : 85^{cmc}.
Odeur : thé frais.
Couleur : jaune pâle.
Filtration : rapide.

Aspect de la partie liquide : limpide, pas de mucus.

Aspect de la partie solide : pulpe homogène bien réduite.

CARACTÈRES CHIMIQUES

Tournesol : acide.
Réaction de GÜNZBURG : positive.

$$
(9) \quad
\begin{array}{l}
A = 0{,}178 \\
T = 0{,}300 \\
\left.\begin{array}{l} H = 0{,}020 \\ C = 0{,}197 \end{array}\right\} H + C = 0{,}217 \\
F = 0{,}083 \\
\frac{T}{F} = 3{,}6
\end{array}
$$

Acides organiques : néant.

Produits des digestions pepsique et salivaire :

BIURET : mauve.
ESBACH : précipité abondant, complètement soluble.
LUGOL : grenat.

Octobre 1907. — La malade nous a donné de ses

nouvelles par correspondance ; elle est très bien portante ; elle ne présente plus jamais de troubles digestifs.

Dans cette observation, plusieurs points sont à mettre en évidence :

1° Le résultat négatif obtenu avec la *somatose* longtemps utilisée, bien que cette subtance se montre habituellement pour la sécrétion gastrique un excitant chimique de premier ordre ;

2° Au contraire, au bout de peu de jours, la dyspeptine a amené une amélioration sensible dans la sécrétion ;

3° La disparition rapide de l'action excito-sécrétoire provoquée par la dispeptine *au début* de la cure, puisque, 24 heures après la suppression de la médication, l'acide chlorhydrique libre a disparu du repas d'épreuve et la sécrétion chlorée totale a diminué par rapport à ce qu'elle était après usage, ininterrompu pendant plusieurs jours, de cette médication.

4° L'amélioration persistante du chimisme gastrique et de l'état général après usage prolongé du médicament. Il est probable que, dans ce cas, l'apepsie était liée à un trouble psychique pur et non consécutive à une gastrite atrophique.

Achylie chez une névropathe.

Observation X.

Melle W...., 49 ans, célibataire.

La malade (16 juin 1906), présente depuis deux ans des signes d'hystéro-neurasthénie compliquée, depuis quelques mois, de troubles dyspeptiques graves : elle a des vomissements quotidiens qui surviennent habituellement 3 ou 4 heures après les repas s'accompagnant de douleurs assez violentes. Ces vomissements semblent terminer une crise d'hyperchlorhydrie.

L'anémie est très accusée, par suite de l'insuffisance de l'alimentation. L'examen du sang à l'hémomètre de Fleisçhl donne 61 °/₀ d'hémoglobine. Rien au cœur, rien aux poumons.

Les dimensions de l'estomac sont normales.

Les urines ne renferment pas d'éléments anormaux.

La détermination du chimisme gastrique donne les résultats suivants :

Caractères physiques

Volume : 180 cmc.
Couleur : jaune pâle.
Odeur : fade de mucus.
Filtration : très lente.

Aspect de la partie liquide. — Visqueuse, composée surtout de mucus.

Aspect de la partie solide.— Bouillie, mal réduite, gros fragments de pain indigérés.

ANALYSE CHIMIQUE.

Réaction au tournesol : faiblement acide.
Réaction de GÜNZBURG : négative.

$$\begin{aligned} A &= 0{,}036 \\ T &= 0{,}121 \\ H &= \text{néant} \\ C &= 0{,}019 \\ F &= 0{,}102 \\ \frac{T}{F} &= 1{,}18 \end{aligned} \quad \left.\begin{matrix} H \\ C \end{matrix}\right\} H + C = 0{,}019$$

Acides organiques : néant.

Produits des digestions pepsique et salivaire :

BIURET : violet.
ESBACH : abondant, incomplètement soluble.
LUGOL : orangé.

Il s'agit d'une hypopepsie avec disparition de l'HCl libre et vomissements d'origine névropathique.

Traitement. — Rééducation psychique, isolement, gavage à la sonde avec des potages aux féculents.

Une cuillerée à potage de dyspeptine quinze minutes avant et une autre immédiatement après chaque gavage.

La malade revient à la consultation le 21 novembre 1906 ; elle est sensiblement améliorée ; elle a augmenté de quatre kilos, ne présente plus de vomissements malgré la suppression du gavage, qu'elle n'a continué que pendant trois jours. Les digestions sont meilleures. On note à ce moment des crises de diarrhée postprandium.

On refait une nouvelle analyse du suc gastrique, qui donne les résultats suivants :

Caractères physiques

Volume : 170 ^{cmc}.
Couleur : jaune pâle.
Odeur : fade.
Filtration : lente.

Aspect de la partie liquide. — Visqueuse, composée de mucus salivaire.

Aspect de la partie solide. — Pulpe mal réduite.

Analyse chimique

Réaction au tournesol : acide.
Réaction de Günzburg : négative.

$$
\begin{aligned}
A &= 0.091 \\
T &= 0,213 \\
H &= 0 \\
C &= 0.102 \\
F &= 0.111 \\
\frac{T}{F} &= 1.90
\end{aligned}
\quad \left.\begin{matrix} H \\ C \end{matrix}\right\} H + C = 0.102
$$

Acides organiques : néant.

Produits des digestions pepsique et salivaire :

Biuret : violet.
Esbach : précipité abondant, complètement insoluble.
Lugol : orangé.

Comme on le voit par cette analyse, l'amélioration du chimisme ne répond pas à l'amélioration clinique.

Dans le but de se rendre compte de l'action immédiate de la dyspeptine, on décide de recommencer, le lendemain, une nouvelle détermination du chimisme en faisant prendre une cuillerée à soupe de dyspeptine 15 minutes avant, et une au milieu du repas d'épreuve.

On obtient les résultats suivants :

CARACTÈRES PHYSIQUES

Volume : 195 cmc.
Couleur : jaune pâle
Odeur : fade
Filtration : lente.

Aspect de la partie liquide. — Visqueuse.

Aspect de la partie solide : Pulpe assez mal réduite.

ANALYSE CHIMIQUE

Réaction au tournesol : acide.
Réaction de GÜNZBURG : négative.

$$A = 0{,}187$$
$$T = 0{,}208$$
$$\left.\begin{array}{l} H = \text{néant} \\ C = 0{,}119 \end{array}\right\} H + C = 0{,}119$$
$$F = 0{,}089$$
$$\frac{F}{T} = 2{,}3$$

Acides organiques : néant.

Produits des digestions pepsique et salivaire :

BIURET : violet.
ESBACH : précipité abondant, complètement soluble.
LUGOL : orangé.

Traitement. — Régime diététique et, devant l'insuccès de la dyspeptine, on supprime celle-ci et on la remplace par une cuillerée à café de somatose 15 minutes avant chaque repas.

10 janvier 1907. — La malade revient à la consultation. L'état général continue à aller en s'améliorant ; l'anémie a diminué ; l'examen du sang, à l'hémomètre de FLEISCHL, donne 79 % d'hémoglobine. L'état psychique est transformé ; la malade a repris sa gaieté d'autrefois.

On trouve une hyperesthésie assez accusée de l'estomac ; l'ingestion d'aliments est parfois douloureuse, mais jamais la malade n'a eu de douleur en broche. La diarrhée du début a disparu ; les selles sont moulées.

La malade raconte qu'elle rend de temps en temps et, à des moments variables, un peu de liquide clair. Ce liquide, examiné, présente les caractères chimiques de la salive. Il ne s'agit donc point de vomissements, mais de régurgitation œsophagienne chez une névropathe.

On fait une nouvelle détermination du chimisme gastrique, qui donne les résultats suivants :

Caractères physiques

Volume : 100^{cmc}.
Couleur : jaune pâle.
Odeur : thé frais.
Filtration : rapide.

Aspect de la partie liquide. — Fluide, plus de mucus.

Aspect de la partie solide. — Pulpe assez bien réduite.

Analyse chimique

Réaction au tournesol : acide.
Réaction de Günzburg : positive.

$$A = 0{,}112$$
$$T = 0{,}270$$
$$\left.\begin{array}{l} H = 0{,}015 \\ C = 0{,}164 \end{array}\right\} H + C = 0{,}179$$
$$E = 0{,}091$$
$$\frac{T}{F} = 2{,}9$$

Acides organiques : néant.

Produits des digestions pepsique et salivaire.

Biuret : mauve.

Esbach : précipité abondant, incomplètement soluble.

Lugol : orangé.

On supprime la somatose, que l'on remplace par un peu de bouillon de viande à titre d'excitant, avant les repas. Contre les régurgitations, on enseigne la rééducation œsophagienne.

4 mars 1907. — La malade est revue ; elle a eu de loin en loin quelques régurgitations les jours où elle était plus nerveuse ; à part cela, elle continue à aller bien ; elle a grossi de 7 kgr. depuis le début du traitement. On lui conseille alors d'alterner la somatose et le bouillon comme apéritif et de reprendre progressivement l'alimentation normale.

13 avril 1907. — L'amélioration continue à se maintenir ; les régurgitations ont disparu. Elle accuse encore un peu de dégoût pour la viande.

La malade est revue pour la dernière fois le 11 juin. Elle se considère comme guérie ; elle est très gaie, s'occupe d'affaires et s'alimente comme tout le monde.

Comme on le voit, d'après les résultats analytiques précédents, l'ingestion de suc gastrique de porc a eu une action modificatrice presque nulle sur la secrétion ; par contre, la médication dite peptogène a eu un heureux et rapide résultat. Tout comme l'état de la sécrétion, l'état général n'a pas sensiblement bénéficié, non plus, de l'usage de la dyspeptine.

Dans un certain nombre d'autres faits d'achylie, l'échec de l'ingestion de suc gastrique de porc a été total ; il en fut ainsi particulièrement dans un cas d'achylie qui sembla devoir être diagnostiqué, « achylie chez un névropathe », mais qui depuis plusieurs mois est rebelle *à tous les traitements* ; de même dans un cas d'anémie pernicieuse progressive où l'amélioration des phénomènes hypopeptiques demeura nulle sous l'influence de l'ingestion de suc gastrique de porc.

Il est légitime de penser, que dans ces cas, il existait des lésions dégénératives de la muqueuse gastrique telles, que toute réaction secrétoire était impossible.

IV. HYPERCHLORHYDRIE

L'observation suivante est destinée à montrer que l'ingestion de suc gastrique naturel, dans certains cas d'hyperchlorhydrie, n'est pas sans danger pour les malades et que, même dans les cas où les symtômes cliniques de l'hypopepsie paraissent indiscutables, il y a intérêt à recourir à la détermination du chimisme avant de conseiller l'usage de cette médication (1).

Hyperchlorhydrie avec évacuation précoce

OBSERVATION XI

1er mai 1907.

C..., 24 ans.

Souffre de l'estomac depuis son séjour au régiment. Actuellement, se plaint de troubles dyspeptiques dans l'heure qui suit le repas. Bouffées de chaleurs, pesan-

(1) Inversement, nous pourrions rapporter des observations où l'analyse chimique a montré l'existence d'une hypopepsie accusée, tandis que le diagnostic d'hyperchlorhydrie s'imposait d'après les seules données cliniques.

teur gastrique, dès l'ingestion des premiers aliments. Tous ces phénomènes s'amendent environ 1 h. 1/2 après le début du repas.

Le malade présente regulièrement de la diarrhée lorsque la gêne digestive prend fin, c'est-à-dire 1 h. 1/2 à 2 heures après le repas de midi et après celui du soir. Jamais de crises diarrhéiques nocturnes ou matutinales. Jamais de pyrosis ni de vomissements. Tous les organes sont en bon état. Les dimensions de l'estomac sont sensiblement normales. Pas de clapotage 2 heures 1/2 après le repas de midi. Les urines ne contiennent rien d'anormal. Le diagnostic clinique d'hypopepsie s'impose ; il semble que la déterminotion du chimisme gastrique soit inutile.

Traitement. — Régime diététique. — Dyspeptine 15 minutes avant et au milieu des repas.

4 mars 1907. — Le malade vient se plaindre de douleurs gastralgiques atroces qu'il attribue à l'usage de la dyspeptine. Il ressent de violentes douleurs au creux épigastrique et se propageant dans le dos, ressenties quelques minutes après l'ingestion du médicament. En outre, sensation de cuisson provoquée par l'ingestion des aliments, allant en s'accroissant pendant 2 h. environ et terminée par une crise de diarrhée. Pas de pyrosis ni de douleurs tardives.

En présence de ce syndrome qui fait craindre des menaces d'ulcération gastrique, on conseille au malade l'exploration complète de l'estomac qu'il accepte volontiers.

5 mars 1907. — L'estomac est vide à jeun.

60 minutes après le repas d'Ewald, l'estomac est presque vide ; on ne parvient à en retirer que quelques centimètres d'une pulpe très finement réduite, donnant une réaction de Günzburg extrêmement intense.

6 Mars. — Extraction d'un nouveau repas d'Ewald 45 minutes après le début du repas. On constate de nouveau une évacuation précoce.

L'analyse chimique donne les résultats suivants :

Caractères physiques

Volume.	24 cc. (extraction complète)
Couleur.	jaune pâle
Odeur.	de thé frais
Filtration.	lente.

Aspect de la partie liquide. — Fluide, ne contenant pas de mucus.

Aspect de la partie solide. — Pulpe très finement réduite et homogène.

Analyse chimique

Réaction au tournesol : acide.
Réaction de Günzburg : très intense.

$$A = 0{,}408$$
$$T = 0{,}489$$
$$\left.\begin{array}{l} H = 0{,}343 \\ C = 0{,}063 \end{array}\right\} \quad H + C = 0{,}406$$
$$F = 0{,}073$$
$$\frac{T}{F} = 6{,}6$$

En somme, il s'agit d'une énorme hyperchlorhydrie *avec évacuation précoce*, ce qui est exceptionnel. Cette double constatation explique à la fois les sensations subjectives et la diarrhée post prandium.

On s'explique, dans ce cas, le résultat funeste produit par l'ingestion de dyspeptine. La suppression de cette médication et le traitement alcalin joint au régime diététique amenèrent la suppression rapide des signes d'hyperchlorhydrie.

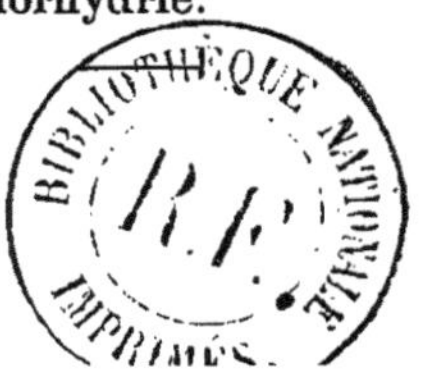

CONCLUSIONS

1. — L'expérimentation démontrant que l'ingestion de suc gastrique de porc détermine un accroissement de la sécrétion gastrique, quel que soit le mécanisme physiologique exact de cette action excito-sécrétoire, il est logique d'essayer l'utilisation d'une médication aussi rationnelle chez les malades présentant de l'insuffisance de la sécrétion gastrique.

2. — L'observation clinique confirme l'induction physiologique et montre, dans un certain nombre de cas d'insuffisance sécrétoire de l'estomac, l'heureux effet de l'ingestion de suc gastrique de porc.

3. — Les résultats cliniques, vérifiés par la détermination du chimisme gastrique, et dont il est rapporté ici un certain nombre d'exemples typi-

ques, montrent que l'ingestion de suc gastrique de porc constitue une *médication fonctionnelle* et non une médication étiologique : c'est-à-dire que le symptôme hyposécrétion est habituellement modifié heureusement, indépendamment de la cause provocatrice.

4. — Au point de vue de l'interprétation des résultats thérapeutiques obtenus sous l'influence de l'ingestion de suc gastrique de porc appliquée au traitement des états hypopeptiques, il y a lieu d'envisager séparément l'amélioration des symptômes cliniques et les modifications du chimisme gastrique.

Quand le retour de la sécrétion au type normal s'effectue, l'amélioration des symptômes subjectifs est la règle ; mais il n'est pas rare que les troubles dyspeptiques et l'état général s'amendent indépendamment d'une modification *appréciable* de la sécrétion gastrique. La cause de la discordance apparente entre ces deux ordres de faits, pour indiscutable qu'elle soit, nous échappe jusqu'à présent.

5. Les résultats obtenus par l'ingestion de suc gastrique naturel de porc, au cours des hypopepsies, paraissent pouvoir être classés de la façon suivante :

a). Dans la première catégorie de faits où l'hyposécrétion ne s'accompagne pas de la disparition complète de l'acide chlorhydrique libre, l'ingestion de suc de porc est suceptible de déterminer *toujours* un accroissement de la sécrétion gastrique totale et de ramener le chimisme au type normal ; en outre, la guérison définitive est la règle.

b). Dans le second groupe de faits où l'hyposécrétion s'accompagne de la disparition totale de l'acide chlorhydrique libre, l'amélioration du chimisme gastrique, quoique fréquente, *n'est pas constante;* cependant, l'amélioration clinique est d'ordinaire rapide, mais elle n'est pas toujours durable.

c). Enfin, en ce qui concerne le groupe des achylies ou apepsies observé par M. SURMONT, l'ingestion de suc gastrique de porc n'a qu'exceptionnellement amélioré la sécrétion stomacale et l'état général. Dans nombre de ces cas, l'excitant chimique s'est montré supérieur à l'excitant opothérapique.

Il est probable que, lorsque l'action opothérapique a donné des résultats, il s'agissait d'apepsie purement fonctionnelle et que, lorsqu'elle a été nulle, on s'est trouvé, au contraire, en présence d'achylie consécutive à des lésions anatomiques dégénératives de la muqueuse gastrique.

Cette hypothèse ne saurait être affirmée ou infirmée, en l'absence d'examens histologiques ayant trait aux cas observés.

6. — Les indications thérapeutiques relatives à l'ingestion de suc gastrique de porc semblent, jusqu'à plus ample informé, devoir se limiter aux insuffisances sécrétoires de l'estomac.

Il peut être dangereux de recourir à cette médication dans les cas d'hypersécrétion, et il faut s'attendre à des mécomptes si on l'applique dans les cas où le diagnostic d'hyposécrétion, très légitimement posé d'après les seules données cliniques, n'a pas été vérifié par la détermination du chimisme gastrique.

Imprimerie LE BIGOT FRÈRES, Lille.

www.ingramcontent.com/pod-product-compliance
Ingram Content Group UK Ltd.
Pitfield, Milton Keynes, MK11 3LW, UK
UKHW021108260726
13994UKWH00002B/789